Joachim Schnackenberg, Christian Burr

Stimmenhören und Recovery

Psychiatrie Verlag

Herausgeber und Autor

Die Reihe »better care« wird herausgegeben von
Manuela Grieser, Studienleiterin des Fachbereichs Gesundheit an der Berner Fachhochschule
Prof. Dr. Michael Schulz, Inhaber des Lehrstuhls für Psychiatrische Pflege an der Fachhochschule der Diakonie in Bielefeld
Gianfranco Zuaboni, Pflegewissenschaftler und Leiter der Abteilung Pflegeentwicklung im Sanatorium Kilchberg, Zürich

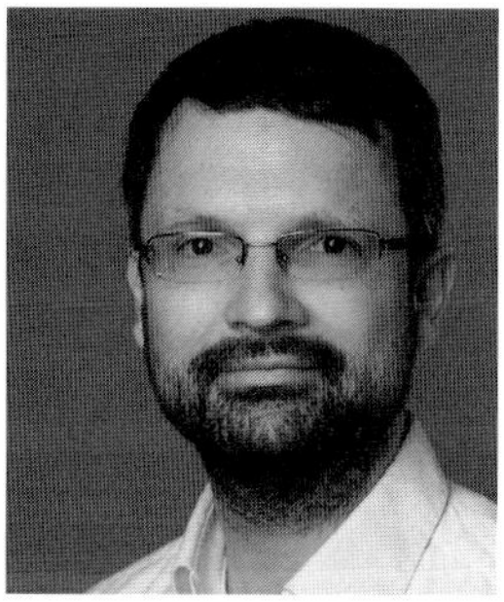

Joachim Schnackenberg studierte psychiatrische Pflege in England, Soziale Arbeit in Deutschland und forscht zum Thema Stimmenhören. Er ist Leiter von »Stimmenhören und Recovery« in der Diakonie Kropp, Schleswig-Holstein, EFC-Fortbilder und Supervisor und Mitbegründer des efc Instituts: www.efc-institut.de.

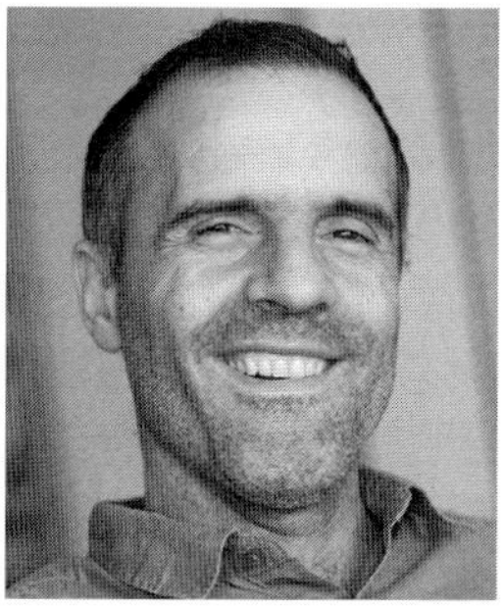

Christian Burr ist Pflegeexperte MScN und wissenschaftlicher Mitarbeiter an der Abteilung Forschung und Entwicklung Pflege der Universitätsklinik für Psychiatrie und Psychotherapie in Bern.

better care 6

Joachim Schnackenberg, Christian Burr

Stimmenhören und Recovery

Erfahrungsfokussierte Beratung in der Praxis

Joachim Schnackenberg, Christian Burr
Stimmenhören und Recovery
Erfahrungsfokussierte Beratung in der Praxis
Better Care 6
1. Auflage 2017
ISBN-Print: 978-3-88414-656-9
ISBN-PDF: 978-3-88414-890-7
Bibliografische Information der Deutschen Nationalbibliothek
Die Deutsche Nationalbibliothek verzeichnet diese Publikation
in der Deutschen Nationalbibliografie; detaillierte bibliografische
Daten sind im Internet über http://dnb.ddb.de abrufbar.

Hinweis
Bei den in diesem Buch angegebenen Verfahren und Methoden sowie den Hinweisen zur medikamentösen Behandlung haben die Autoren den aktuellen wissenschaftlichen Stand berücksichtigt. Autoren und Verlag können aber keine Garantie für die Vollständigkeit und Wirksamkeit der Inhalte geben.

Weitere Bücher zum Umgang mit psychischen Erkrankungen
unter: www.psychiatrie-verlag.de.

Lektorat: Karin Koch, Köln
Umschlagkonzeption und -gestaltung: GRAFIKSCHMITZ, Köln,
unter Verwendung eines Bildes von codswollop / photocase.com
Typografiekonzeption und Layout: Iga Bielejec, Nierstein
Druck und Bindung: medienHaus Plump GmbH, Rheinbreitbach
Zum Schutz von Umwelt und Ressourcen wurde für dieses Buch
FSC-zertifiziertes Papier verwendet.

FSC www.fsc.org
MIX
Papier aus verantwortungsvollen Quellen
FSC® C104521

Downloadmaterial

Das Maastrichter Interview

Goal Attainment Scale

Die Materialien finden Sie auf dieser Seite:
www.psychiatrie-verlag.de/buecher/detail/book-detail/stimmenhoeren-und-recovery.html

Geleitwort

Marius Romme und Sandra Escher

Dieses Fach- und Lehrbuch wird es Ihnen, liebe Leserinnen und Leser, ermöglichen, die Erfahrung des Stimmenhörens aus Sicht der Klientinnen und Klienten verstehen zu lernen. Es wird Ihnen zeigen, dass diese Perspektive im Recoveryprozess sehr hilfreich ist.
Die Existenz von Stimmen – oder auch akustische Halluzinationen, wie sie in der Psychiatrie oft genannt werden – wurden bis zum Beginn dieses Jahrhunderts nur als Teil eines diagnostischen Einschätzungsprozesses gesehen. Ein solcher Einschätzungsprozess hatte keine weitere Funktion als festzustellen, ob, in Verbindung mit anderen Beschwerden, Stimmen präsent waren oder nicht und ob eine Krankheit existierte oder nicht. Warum braucht es einen anderen Ansatz? Obwohl die Entwicklung von Neuroleptika in der pharmazeutischen Industrie Hoffnung auf eine Heilung oder gravierende Verbesserung diagnostizierter psychotischer Erkrankungen machte, wurden diese Erwartungen an die Medikamente in der Praxis nicht erfüllt. Ende der Achtziger- und in den Neunzigerjahren des letzten Jahrhunderts begannen wir die Erfahrungen aus Sicht der Betroffenen näher zu untersuchen. In unserer Forschung und den vielen Kontakten mit Stimmenhörenden stellten wir fest, dass Stimmen in ihrem Leben einen Sinn ergeben. Sie haben eine Verbindung zu persönlichen Problemen. Wir entdeckten auch wieder neu, dass es eine ganze Reihe von Stimmenhörenden gibt, bei denen keine psychiatrische Erkrankung diagnostiziert werden konnte und die keinen Bedarf an psychiatrischer Unterstützung hatten. Diese Erkenntnis wird auch durch diverse epidemiologische Bevölkerungsstudien bestätigt. In einer dieser Studien wurde z. B. festgestellt, dass ca. 2,3 % der normalen Bevölkerung regelmäßig Stimmen hören (Tien 1991). Die meisten Stimmenhörenden können mit ihren Stimmen umgehen, nur eine kleine Anzahl braucht fachliche Unterstützung. Wir schlossen daraus, dass Stimmenhören an sich kein Zeichen einer Krankheit darstellt. Allerdings kann man krank werden, wenn man keinen guten Umgang mit den Stimmen findet. In diesem Sinne sollten wir auch nicht nach Heilungsmöglichkeiten einer Erkran-

kung suchen, wir sollten anstelle dessen einen Entwicklungsprozess einschlagen, in dem die Stimmen akzeptiert werden und ihre Bedeutung erforscht wird. Zu diesem Prozess müssen sowohl die Fachperson wie auch die Stimmenhörerin ihren eigenen Beitrag leisten.

Die Bedeutung der Stimmen zu entdecken wird der Stimmenhörerin helfen, die Wurzeln der Stimmen zu verstehen. Die Bedeutung der Stimmen zu erforschen braucht allerdings einen systematischen Ansatz. Da das Hören von Stimmen häufig eine verwirrende Erfahrung darstellt, würde ein unstrukturierter Zugang nicht helfen, die Bedeutung der Stimmen zu verstehen.

Auf der Grundlage eines mit 400 Stimmenhörenden durchgeführten Fragebogens entwickelten wir ein halbstrukturiertes Interview, welches ausschließlich auf Informationen von Stimmenhörenden aus dieser Forschung beruht. Wenn stimmenhörende Personen uns z. B. erzählten, dass sie mehrere Stimmen hören, so übersetzten wir es in die Frage: »Wie viele Stimmen hören Sie?« Wir erforschten die Charakterzüge, Auslöser und Geschichte jeder einzelnen Stimme.

In diesem Fach- und Lehrbuch geht es um den Einsatz dieses sogenannten Maastrichter Interviews. Sie erfahren, welche Art von Informationen Sie bekommen können und wie man sie am effektivsten nutzen kann.

Es ist an dieser Stelle wichtig, darauf hinzuweisen, dass eine Voraussetzung des Maastrichter Interviews eine auf Vertrauen, Respekt und Akzeptanz unterschiedlicher Meinungen basierende Beziehung zu der Stimmenhörerin ist. Die Interviewerin sollte die Realitätswahrnehmung und die Erklärungen der Stimmenhörenden hinsichtlich der Stimmen akzeptieren. Der Aufbau einer solchen Beziehung braucht im Regelfall Zeit, meistens mehr als eine Stunde pro Woche. Und noch ein Hinweis ist uns wichtig: Über Stimmen zu reden kann Emotionen auslösen. Das ist normal. Stimmen melden sich häufig anstelle von Emotionen. Mit Stimmen umgehen zu lernen heißt, mit Emotionen umgehen zu lernen.

In der psychiatrischen Versorgung sehen wir immer wieder, dass Pflegekräfte oder auch Sozialarbeiter die meiste Zeit mit den Stimmenhörenden verbringen. Pflegepersonal, Sozialarbeiter und Sozialpädagoginnen wissen oft sehr gut über die soziale Lage und das soziale Umfeld der Stimmenhörenden Bescheid. Sie haben dementsprechend oft den besten Überblick, wie gut jemand damit im Alltag zurechtkommt. Sie können daher auch schnell Reaktionen der Stimmenhörerin auf Auslöser bemerken, die ihr das Gefühl geben, nicht sicher zu sein, wie z. B. die

Konfrontation mit Krieg und Gewalt in den Medien, Erinnerungen an Emotionen aus der Vergangenheit, die etwa mit sexuellem und körperlichem Missbrauch verbunden sein können.
Leider werden Pflegekräfte, Sozialarbeiter und Sozialpädagogen – genauso wie Psychiater und Psychologinnen – nicht routinemäßig darin ausgebildet, mit Stimmenhörenden über ihre Erfahrungen zu sprechen. Es herrscht nach wie vor im Regelfall die Annahme, dass das Reden über die Stimmen die Stimmenhörerin verwirren kann und nur noch mehr belastet. Hinzu kommt, dass es schwierig ist, in einem hierarchischen System, wie dem psychiatrischen Versorgungssystem, eine auf Vertrauen basierende Beziehung aufzubauen. Pflegende müssen z. B. im Regelfall anderen Kolleginnen und Fachdisziplinen davon mitteilen, wenn die Stimmenhörerin Informationen über ihre Beziehung zu den Stimmen preisgibt. Viele berichten aber, dass oft die Medikamente erhöht werden, wenn sie dies weitererzählen. Sowohl die Stimmenhörerin als auch die Pflegefachperson finden es dann verständlicherweise schwierig, eine auf Vertrauen basierende Beziehung aufzubauen, wenn sie alles berichten müssen. Vor diesem Hintergrund stellt sich die Frage, ob Beratung und Behandlung zwei verwirrende Konzepte in der Unterstützung von Stimmenhörerinnen darstellen. Wenn Sie nicht darin ausgebildet sind, wie Sie gut auf Fragen eingehen oder auf Bemerkungen der Stimmen reagieren können, dann kann es gut sein, dass Ihre Reaktion die Situation komplizierter macht, statt zu helfen, die Situation zu entspannen.
Ein Beispiel: Eine Stimmenhörerin wird in ein Krankenhaus eingewiesen und ins Isolierzimmer gebracht. Hier beginnt sie die Stimme ihres Vaters zu hören, die ihr sagt, dass er sie holen wird. Die Frau beginnt, in ihrem Koffer zu suchen, den sie gerade erst ausgepackt hat. Sie kann die Stimme nicht finden, gerät in Panik und wird aggressiv, als ihr niemand zu Hilfe kommt. Die Pflegefachperson, die die Panik der Stimmenhörerin sieht, fragt die Frau nicht, warum sie in Panik geraten ist, sondern ruft den Psychiater, der sofort die Medikamentendosis erhöht. In der Akte der Stimmenhörerin notiert die Pflegefachperson, dass die Patientin aggressiv geworden ist. Aus unserer Sicht ist dies ein gutes Beispiel dafür, wie das Reden mit der Patientin zu einer völlig anderen Handlungsrichtung hätte führen können.
Wir empfehlen dieses Praxis-, Lehr- und Fachbuch also wärmstens. Wir freuen uns, dass wir Joachim Schnackenberg und Senait Debesay seit vielen Jahren kennen. Sie haben viele Jahre Erfahrung und sind gut

ausgebildet in diesem Ansatz. Beide sind auch sehr fähige Fortbilder geworden und wir empfehlen sie gern. Wir glauben, dass dieses Buch Stimmenhörenden und Fachpersonen eine große Hilfe sein wird. Es wird Ihnen, liebe Leserinnen und Leser, helfen, stimmenhörende Menschen auf eine systematische Art und Weise zu begleiten und die Bedeutung der Stimmen in ihrem Leben zu verstehen.

Vorwort

Gianfranco Zuaboni

Plötzlich Stimmen zu hören ist eine verstörende Erfahrung, mit der man sich zu Beginn oft sehr alleine und isoliert fühlt. Entscheidet man sich psychiatrische Hilfe zu beanspruchen, bedeutet dies keine Garantie, dass dadurch die Isolation überwunden wird. Die Psychologin Dr. Eleanor Longden, die eigene Erfahrungen mit Stimmenhören hat, spricht in ihrem TED Talk über das geringe Verständnis, das ihr entgegengebracht wurde, als sie das erste Mal psychiatrische Hilfe in Anspruch genommen hatte (www.ted.com/talks/eleanor_longden_the_voices_in_my_head?language=de#t-450409). Die Stimmen wurden lediglich als Krankheitssymptom identifiziert, das mittels einer entsprechenden Therapie bekämpft werden müsse.

Zunächst akzeptierte und übernahm Longden diese Sichtweise, obwohl dies nicht ihrer inneren Überzeugung entsprach. Anstatt einer Besserung erlebte sie, wie sich ihre psychische Gesundheit weiter verschlechterte. Sie führte eine kriegerische Auseinandersetzung gegen ihre Stimmen und somit gegen sich selbst. Der Zustand änderte sich erst, als sie sich eingestand, dass ihre Stimmen nicht einfach das Symptom einer Störung sind, sondern tatsächlich einen Sinn erfüllen und als Reaktion auf traumatische Erlebnisse verstanden und behandelt werden müssen. Getragen von Angehörigen und Fachpersonen lernte sie, über Selbsthilfeangebote aus eigener Kraft mit ihren Stimmen umzugehen und sogar sie zu nutzen. Sie setzte ihr Psychologiestudium fort und schloss es mit Bestnoten ab. Dies gelang ihr – wie sie selbst schildert – unter anderem dank einer ihrer Stimme, die ihr bei einer Prüfungsfrage mit der richtigen Antwort beistand.

Als Herausgeber der Reihe »better care« sind wir stets darum bemüht, mit Autorinnen und Autoren zusammenzuarbeiten, die in ihrer Forschung und Praxis wichtige Themen der psychischen Gesundheit und Psychiatrie aufnehmen und sie aus der spezifischen Perspektive der psychiatrischen Pflege beleuchten und diskutieren. Dazu gehört auch das Stimmenhören. Gerade in diesem Bereich fehlt es an der Verbreitung von

theoretischen Grundlagen und praktischen Hilfsmitteln, welche die Arbeit der psychiatrischen Pflege unterstützen und diese weiterbringen.
Wir freuen uns, mit dem vorliegenden Buch von Joachim Schnackenberg und Christian Burr diese Lücke zu schließen und zu einem besseren Verständnis von Stimmenhören beizutragen. Nebst einer theoretischen Auseinandersetzung mit dem Phänomen Stimmenhören vereint die Publikation zahlreiche Beispiele und konkrete Massnahmen, die für den Umgang mit Stimmenhörenden in der Praxis relevant sind und mithelfen, diesen zu verbessern und weiterzuentwickeln.
Wir teilen die Meinung der Autoren, dass die Begleitung von Stimmenhörenden ein Privileg darstellt. Als Betroffene sich mit dem eigenen Stimmenhören auseinanderzusetzen, ist eine enorme Leistung. Die Autoren sprechen sogar von Heldengeschichten. Der Psychiater und Begründer der Logotherapie Viktor Frankl wies darauf hin, dass, was der einzelne Mensch in der Auseinandersetzung mit seinem Leiden vollbringt, ein Zeugnis dessen ist, was Menschen zu leisten im Stande sind. Und diese Leistung ist die Wandlung einer menschlichen Tragödie in einen Triumph.
Sich dem Stimmenhören zu stellen ist eine enorme Herausforderung: Für die betroffenen Personen, die Angehörigen aber auch die begleitenden Fachpersonen. Doch wir sind überzeugt, dass mit dem Stimmenhören-Ansatz, wie er in dem vorliegenden Buch beschrieben wird, eine hilfreiche und wirksame Methode zur Verfügung steht. Mit der weiteren Verbreitung dieses Wissens, hoffen wir, dass möglichst viele betroffene Personen und ihr Umfeld davon profitieren werden.

Gianfranco Zuaboni, Kilchberg, für das Herausgeberteam

Warum dieses Buch?

Mittlerweile gehört es zum guten Ton, dass die Protagonisten jeder neuen psychiatrischen Intervention, jedes neuen Behandlungsansatzes und jedes innovativen Versorgungsmodells für sich beanspruchen, patienten- oder personenzentriert zu handeln und die betroffenen Personen in den Mittelpunkt zu stellen. Auch ist ein klarer Trend in Praxis und Forschung zu erkennen, die Perspektive und Erfahrung von Menschen mit diagnostizierten psychischen Erkrankungen, Krisen oder Erschütterungen aufzunehmen und zu berücksichtigen.

Dies geschah auf Leitlinienebene zum ersten Mal 2009 durch die vom National Institute for Health and Care Excellence (NICE) in Großbritannien herausgegebene Behandlungsleitlinie CG 82 zur Schizophrenie. In dieser Leitlinie gibt es ein Kapitel zu den Erfahrungen mit Behandlung und Versorgung (Experience of Care). Dort kommen mit psychischen Erkrankungen diagnostizierte Menschen sowie Angehörige zu Wort. Aufgrund dieses auch wissenschaftlich aufbereiteten Erfahrungswissens werden verschiedene Empfehlungen für die psychiatrische Praxis abgeleitet. So wird unter anderem gefordert, dass Fachpersonen mit Menschen, bei denen eine Schizophrenie diagnostiziert wurde, sowie mit ihren Angehörigen partnerschaftlich zusammenarbeiten sollen. Die partnerschaftliche Atmosphäre solle von Hoffnung, Zuversicht und Optimismus geprägt sein (NICE 2010, S. 70). Diese sogenannte Recoveryorientierung wird 2013 auch in den S3-Leitlinen Psychosoziale Therapien bei schweren psychischen Erkrankungen beschrieben (DGPPN 2013, S. 32 ff.).

Ein zentraler Aspekt ist in diesem Zusammenhang auch, dass es sich zu lohnen scheint, gerade auf psychiatriekritische Stimmen von recovernden und recoverten Stimmenhörenden zu hören. Die neuere Forschung bestätigt nämlich z. B. die in der Recovery- und Stimmenhörbewegung schon lange postulierte Relevanz des Lebenskontextes beim Stimmenhören. Sie belegt auch die oft mangelnde positive Wirkung von antipsychotischen Medikamenten. Trotzdem ist die aktuelle Praxis immer noch stark von den Grundannahmen des medizinischen Modells geprägt, in dem von gesellschaftlichen Normen abweichende Erfahrungen und Verhaltens-

weisen schnell als krankhaft und behandlungsbedürftig eingestuft werden. Diese Behandlung wird dann durch die Fachpersonen durchgeführt, wenn möglich unter Einbeziehung der Patientinnen und Patienten.
Wir, die beiden Autoren dieses Buches, sind mittendrin in dieser Umbruchsituation. Joachim Schnackenberg war über viele Jahre in der Akutpsychiatrie sowie der ambulanten aufsuchenden psychiatrischen Versorgung tätig, unter anderem viele Jahre in London. Im Jahr 2000 lernte er in England durch Ron Coleman, einen international bekannten recoverten Stimmenhörer, die in der internationalen Stimmenhörbewegung verankerte recoveryzentrierte erfahrungsfokussierte Beratung mit Stimmenhörenden kennen (engl. Experience Focussed Counselling – EFC – auch bekannt als Making Sense of Voices). Dieser Ansatz hat seinen Ursprung in den Forschungen von Prof. Dr. Marius Romme und Dr. Sandra Escher (Niederlande). Obwohl die erfahrungsfokussierte Beratung sicherlich kein Wundermittel darstellt, ermöglichte sie einen völlig neuen Zugang zu vorher in der Psychiatrie als nicht verstehbarem Verhalten eingestuftem Erleben. Auf diese Weise wurde auch ein respektvoller und effektiver, nicht medikamentöser Umgang mit psychiatrischen Ausnahmesituationen in ambulanten, Akut- und Langzeitsettings besser möglich als zuvor. Dieses Wissen fließt seit 2007 durch das gemeinsam mit Senait Debesay neu gegründete efc Institut – anfangs in Absprache mit Prof. Dr. Romme und Dr. Escher – in die EFC-Schulungen und -Supervisionen von Fachleuten, Stimmenhörenden, Angehörigen und Interessierten im deutsch- und englischsprachigen Raum ein.
Christian Burr engagierte sich schon als Bereichsleiter im Schwerpunkt Psychose an der psychiatrischen Uniklinik Bern für die Etablierung der Recoveryorientierung als psychiatrische Grundhaltung. Der Schritt zu einem anderen Umgang mit Stimmenhören war dann nicht mehr so weit. Über die Webseite des efc Instituts entstand 2012 ein erster Kontakt; in der Folge gemeinsam organisierte Fortbildungen zur erfahrungsfokussierten Beratung führten dann letztendlich zu dieser Buchpublikation.
Diese wäre nicht möglich gewesen, wenn wir nicht festgestellt hätten, dass wir ähnliche Vorstellungen davon haben, welche Unterstützung Menschen mit psychischen Problemen als hilfreich empfinden und wie sich psychiatrische Dienstleitungen dementsprechend im Idealfall ausrichten sollten. Dazu gehört unsere Überzeugung, die Perspektive der Betroffenen konsequent in den Mittelpunkt zu stellen, ihre Erfahrung

anzuerkennen und zu nutzen. Dies haben wir über die Jahre vor allen Dingen durch regelmäßige Fortbildungen sowie durch Kontakt und Austausch mit Menschen, die Stimmen hören, und aus unserer Praxis ganz neu gelernt. Bestärkt wurden wir in unserem Vorhaben nicht zuletzt auch durch Fachpersonen aus stationären und ambulanten psychiatrischen Einrichtungen, die in erfahrungsfokussierter Beratung ausgebildet und supervidiert wurden. Fachpersonen und Stimmenhörende melden regelmäßig zurück, dass ihnen nunmehr ganz neue, positive und recoverywirksame Möglichkeiten offenstehen, mit Stimmen und ähnlichen Erfahrungen umzugehen und sie zu verstehen. Verschiedene Fachpersonen berichten uns z. B., dass sie den Eindruck haben, oft länger und besser mit Krisen auch auf nicht medikamentöse Weise umgehen zu können. Die Grundhaltung der erfahrungsfokussierten Beratung, Stimmenhören als normale menschliche Erfahrung zu akzeptieren, mit der man lernen kann, gut zu leben, und nicht als (nicht verstehbares) Symptom einer Psychose oder einer anderen psychischen Störung zu behandeln, ist für die meisten eine ganz neue, aber sehr bereichernde und ermutigende Erfahrung.

Gleichzeitig erfordert diese Erfahrung von den Fachpersonen oft einen paradigmatischen Wechsel von Einstellung und Perspektive. Nach wie vor herrscht in vielen psychiatrischen und assoziierten Diensten und Einrichtungen eine stark defizitorientierte Denkweise. Danach ist für Menschen mit der Diagnose Psychose bestenfalls ein Leben mit Einschränkungen und andauernder psychiatrischer Unterstützung möglich. In der Folge geht es eher darum, die Krankheit einzudämmen, eine Verschlimmerung zu verhindern und Rückfällen vorzubeugen. Tritt an die Stelle dessen eine recoveryorientierte Grundhaltung, ergeben sich ganz neue Perspektiven, denn nun heißt das Ziel, Beziehungen und Hilfs- und Unterstützungssysteme so zu gestalten, dass eine Veränderung nicht nur im Sinne einer stetigen Verbesserung der Lebensqualität gefördert wird. Dies bedeutet u. a., dass Grenzen als potenzielle Antreiber für das Erkennen von neuen Möglichkeiten gesehen und anerkannt werden. Recovery ist so betrachtet in erster Linie als eine persönliche Entwicklung zu verstehen (SLADE u. a. 2014), die vor allem durch die Person selbst gestaltet und weitergetrieben werden kann. Ein solcher Prozess wird auch als persönliches Recovery beschrieben.

Recovery sollte deshalb auch nicht einfach mit Genesung ins Deutsche übersetzt werden. Man kann es vielleicht am besten mit »Wiederverbindung mit dem Leben« (AMERING & SCHMOLKE 2012, S. 63) beschreiben: »Sich dem Leben wieder anzuschließen geschieht als aktiver Prozess durch vielfältige Aktivitäten und Beziehungen mit anderen« (ebd.). BARKER und BUCHANAN-BARKER (2013) sprechen auch vom »Wieder-in-die-Gänge-Kommen« (vgl. S. 20) aus einer Position des Festsitzens. Das charakterisiert diesen Prozess auch gut. Beide Wendungen markieren einen Gegensatz zur traditionellen Erhaltungstherapie. Wenn der Blick nicht mehr nur auf die Symptome fokussiert ist, wie etwa das Stimmenhören, sondern die ganze Person mit ihrer Geschichte, mit ihren Fähigkeiten und Ressourcen angeschaut wird, dann ergeben sich ganz neue Möglichkeiten. Es wird möglich, das eigene Leben zu leben und nicht das Leben der Stimmen (COLEMAN 1999). Ein Recoveryprozess führt dabei nicht selten zu einem Leben, das viel erfüllender ist, als es vor dem Beginn des Stimmenhörens oder einer diagnostizierten psychischen Erkrankung der Fall war. Dies kann explizit auch in einer (Wieder-) Aufnahme von regulärer oder ähnlicher Arbeit bestehen, in Familie und sozialen Kontakten, muss es aber nicht. Es kommt eher darauf an, dass die Person ein Leben für sich individuell gestalten kann, ohne von vornherein durch eine diagnostizierte psychiatrische Erkrankung auf lange Sicht Beschränkungen ausgeliefert zu sein, wie traditionell angenommen wird.

Dieser persönliche Recoveryprozess ist für uns das leitende Schirmkonzept für dieses Buch. Wir versuchen immer wieder darauf Bezug zu nehmen und wichtige Verbindungen zu schaffen. Die erfahrungsfokussierte Beratung ist eine sehr konsequente und konkrete Möglichkeit, wie Fachpersonen Menschen, die Stimmen hören, unterstützen können, einen Recoveryweg einzuschlagen. Dabei können sie ihre Stimmen, die sie bisher vielleicht eher als Einschränkung erlebt haben, sogar als hilfreiche Begleiter auf diesem Recoveryweg kennenlernen. Auch wenn die Stimmen selbst nicht als hilfreich gesehen werden, so kann die erfahrungsfokussierte Beratung doch in jedem Fall helfen, einen konstruktiven Umgang mit den Stimmen zu finden und so mehr Lebensqualität zu gewinnen.

Die erfahrungsfokussierte Beratung ist bislang vor allem in der Pflege und anderen an der Basis arbeitenden Berufsgruppen wie z. B. Sozialarbeiterinnen und Sozialpädagoginnen, Pädagoginnen und Erzieherinnen aufgegriffen worden. Diesen Berufsgruppen kommt dabei zugute, dass sie seit jeher ihre Tätigkeit stark auf das alltägliche Leben der betroffenen

Personen gerichtet haben und die Frage stellen, wie Menschen eben dort, in ihrem Alltag, am besten unterstützt werden können. Gerade dieser Alltagsbezug ist bei der erfahrungsfokussierten Beratung zentral. Das »Bodenpersonal«, wie wir gelegentlich zu sagen pflegen, ist es gewohnt, mit schwierigen und Krisensituationen im Alltag umzugehen. Wir sind jedoch davon überzeugt, dass dies auch Personen anderer Berufsgruppen gelingen kann. In diesem Sinne richtet sich dieses Buch also an alle Praktiker in Psychiatrie, Psychotherapie und assoziierten Berufsfeldern, die sich auf den Weg machen wollen, Menschen, die Stimmen hören, in ihrem Alltag auf ihrer Recoveryreise zu begleiten und zu unterstützen. Es soll Alltagspraktiker aus der Pflege oder anderen Berufsgruppen darin unterstützen, die erfahrungsfokussierte Beratung in ihrem Berufsalltag anzuwenden. Unser Motto ist deshalb: kurz, prägnant und alltagsorientiert.

Wir haben nicht den Anspruch, stellvertretend für den ganzen Ansatz oder die ganze Stimmenhörbewegung zu sprechen, die sich interessanterweise auch als Bürgerrechtsbewegung versteht. Wir können nur Einblicke in die Praxis gewähren und Umsetzmöglichkeiten vorschlagen. Wir sind uns darüber im Klaren, dass die Gefahr besteht, dass viele wichtige Einsichten der Stimmenhörbewegung verwässert und von Fachleuten einfach als die ihren hingestellt werden, um sie dann wieder den Klientinnen und Klienten als die neueste Sichtweise aufzudrängen. Dies ist nicht unser Ziel.

Unser Buch steht auch auf den Schultern anderer. Es baut z. B. auf den Arbeiten von Romme und Escher auf, insbesondere auf »Stimmenhören verstehen. Der Leitfaden zur Arbeit mit Stimmenhörern« (Romme & Escher 2013). Dieses Buch kann und sollte zur Vertiefung benutzt werden.

Darüber hinaus konnten wir andere Autorinnen gewinnen, aktuelle Entwicklungen der erfahrungsfokussierten Beratung vorzustellen. So freuen wir uns, dass Senait Debesay ein Kapitel zur erfahrungsfokussierten Beratung mit Kindern und Jugendlichen beigesteuert hat. Sie hat auf diesem Gebiet wahre Pionierarbeit geleistet. Auch freut es uns sehr, dass Maya Furrer berichtet, wie sie als Fachperson ihre ersten erfahrungsfokussierten Beratungen erlebt hat. Schließlich gibt uns Oana-Mihaela Iusco als stimmenhörende Erfahrungsexpertin Einblicke in ihre positiven Erfahrungen mit diesem Ansatz.

Wichtig war es uns auch, ein Kapitel zum Einsatz von Antipsychotika in das Buch zu integrieren. Die erfahrungsfokussierte Beratung kann das Leiden an den Stimmen verringern und auf diese Weise eine Reduktion der Medikamente ermöglichen. Sie kann auch ein alternatives Unterstützungsangebot für Menschen sein, die keine Medikamente (mehr) nehmen möchten. Wir möchten Sie ermutigen, diese Option in Betracht zu ziehen, wenn dies eigentlich von der Stimmenhörerin gewünscht wird. Wir weisen aber auch darauf hin, wie schwer das Absetzen von Neuroleptika sein kann und dass in jedem Fall eine fachliche Begleitung und der Austausch mit anderen Berufsgruppen notwendig ist.
Wir Autoren haben uns beim Schreiben dieses Buches wechselseitig unterstützt und von dem Austausch profitiert. Wir hoffen, dass unsere Leserinnen und Leser auch diese Erfahrung machen. Und sobald Sie sich das Rüstzeug für die erfahrungsfokussierte Beratung auch in Form von Fortbildungen angeeignet haben (siehe Anhang), wünschen wir allen ein gutes Gelingen beim Einsatz in der Begegnung mit Menschen, die Stimmen hören.

Joachim Schnackenberg und Christian Burr

Eine kurze Anmerkung zur Sprache: Wir haben neben geschlechtsneutralen Wendungen häufig die weibliche Form gewählt, auch wenn natürlich immer beide Geschlechter gemeint sind. Außerdem wurde bewusst ein Versuch unternommen, eine möglichst einfache, wenig technische und normalisierende Sprache zu nutzen, um auch hier ein Zeichen für eine personorientierte Haltung zu setzen. Beispiele aus unserer Praxis wurden anonymisiert.

Erfahrungsfokussierte Beratung: Hintergründe, Haltung und Hilfsmittel

Die erfahrungsfokussierte Beratung geht insbesondere auf die Forschungen von Marius ROMME und Sandra ESCHER (2003, 2013) aus Maastricht zurück sowie auf die Erfahrungen sehr engagierter und international bekannter Stimmenhörerinnen und Stimmenhörer aus der Stimmenhörbewegung, wie z. B. Ron COLEMAN (1999), Jacqui DILLON (2010), Peter BULLIMORE (2010), Eleanor LONGDEN (2010) und Antje Wilfer (Netzwerk Stimmenhören), die ihre Recoveryerfahrungen in Fort- und Weiterbildungen teilen. Diese Experten aus Wissenschaft und Erfahrung gehen davon aus, dass Stimmenhören, egal in welcher Form, kein Krankheitssymptom, sondern eine normale Variation der menschlichen Wahrnehmung darstellt, die im Lebenskontext verstehbar ist. Nach ihrem Verständnis sind Stimmen in ihrer körperlichen Eigenschaft auch keinen spezifischen Diagnosen zuzuordnen, wie traditionell angenommen (MOSKOWITZ & CORSTENS 2007). Stimmenhören kann sogar eine Ressource für einen Recoveryprozess sein. Dieses Verständnis steht einer nach wie vor weit verbreiteten meist biologisch ausgerichteten Sichtweise auf das Stimmenhören als Symptom einer schweren psychiatrischen Erkrankung entgegen, etwa als ein Kernsymptom der Schizophrenie (SCHNACKENBERG & MARTIN 2014). Mit diesem biologischen Blick wird die Ursache der Stimme eher in genetischen oder neurologischen Störungen gesucht und nicht in biografisch bedeutsamen Erfahrungen (GLOVER 2005; CORSTENS u. a. 2014).

Sowohl die Krankhaftigkeit des Stimmenhörens wie auch die Chronizität und Wissenschaftlichkeit des biologischen Schizophreniekonzeptes wurden in den letzten Jahren in der Forschung aber immer häufiger infrage gestellt (BENTALL 2009; VAN OS u. a. 2009) und als unbefriedigend empfunden (MCCARTHY-JONES 2012; BENTALL 2016). Hingegen hat eine lebenskontextliche und psychosoziale Sicht in den letzten Jahren vermehrt Aufmerksamkeit gefunden (MCCARTHY-JONES u. a. 2016;

McCarthy-Jones 2017) und wird auch von der Stimmenhörbewegung – anders als die primär biologische Sichtweise – als hilfreich und relevant für den eigenen Recoveryweg bezeichnet. In dieser psychosozialen Sicht spielen z. B. nach Bentall (2016) die folgenden Risikofaktoren eine wichtige Rolle:

- städtische Umgebung;
- Armut (insbesondere in der Kindheit);
- soziale Ungleichheit;
- Migration;
- elterliche Kommunikationsdevianz (abweichende oder nicht klare Kommunikation der Eltern – Anmerkung der Autoren);
- Trennung von den Eltern in früher Kindheit;
- sexueller und körperlicher Missbrauch in der Kindheit;
- Mobbing.

Hinzukommt die Einsicht, dass das Stimmenhören an sich nicht ungewöhnlich ist. Danach haben z. B. wahrscheinlich 13,2 % der Allgemeinbevölkerung in ihrem Leben schon einmal Stimmen gehört (Beavan u. a. 2011). Daher wird zunehmend vom Stimmenhören als einer normalen Erfahrung gesprochen, bei der nicht so sehr die Präsenz der Stimmen, sondern der jeweilige eher vermeidende oder konstruktive Umgang mit den Stimmen darüber entscheidet, ob man psychiatrische Hilfe in Anspruch nimmt oder nicht (van Os u. a. 2009).
Vor diesem Hintergrund stellt die erfahrungsfokussierte Beratung eine neue Form der psychosozialen Begleitung dar, die auch gegen traditionelle psychologische Konzepte abzugrenzen ist.

Im Gegensatz etwa zur Kognitiven Verhaltenstherapie bei Psychosen (Wykes u. a. 2008; Steel 2017) geht es in der erfahrungsfokussierten Beratung nicht um eine Beeinflussung von Denken, Fühlen und Handeln innerhalb eines nach wie vor vornehmlich pathologischen Grundverständnisses. Vielmehr geht es um die Integration der oft verstörenden Erfahrung des Stimmenhörens in die eigene Biografie auch jenseits eines pathologischen Deutungsrahmens.

In diesem Zusammenhang sei auch ein kurzer Hinweis erlaubt, dass die wissenschaftliche Reliabilität und Validität der Diagnose der Schizophrenie immer noch nicht gegeben ist. Im wissenschaftlichen Diskurs ist mittlerweile vielmehr eine Denkrichtung erkennbar, die das Diagnostizieren von Krankheiten durch ein Erkunden von Symptomen oder einzelnen Erfahrungen zu ersetzen versucht (BPS 2013; INSEL 2013). Diese gegenwärtige Diskussion ist auch insofern bedeutsam, als die primäre Behandlung mit antipsychotischen Medikamenten nur geringe bis moderate Erfolge verzeichnen kann. Auch eine moderne sogenannte Atypikabehandlung scheint im Durchschnitt nur 18 % der mit Psychose diagnostizierten Menschen etwas mehr zu helfen als eine reine Placebotherapie (LEUCHT u.a. 2009, 2013). Dies schließt natürlich nicht aus, dass in manchen Situationen Stimmenhörende von antipsychotischen Medikamenten profitieren können. Allerdings ist die oft automatisch verordnete Langzeiteinnahme sehr kritisch zu sehen, da die Evidenz für eine Einnahme von mehr als zwei Jahren bisher nicht gesichert scheint (SOHLER u.a. 2015). Eine andauernde Behandlung mit Neuroleptika scheint im Gegenteil sogar die langfristigen Recoverychancen zu minimieren (WHITAKER 2004; WUNDERINK u.a. 2007, 2013). Auch die vielfältigen Langzeitnebenwirkungen, einschließlich deutlich erhöhter Mortalitätsrisiken (ADERHOLD & STASTNY 2007; WEINMANN u.a. 2009), stellen in der internationalen Fachdiskussion zunehmend ein Argument für die Neu- und Weiterentwicklung alternativer, nicht vornehmlich medikamentenbasierter Interventionen dar. Diese neueren Forschungsergebnisse bestätigen mithin nur, was viele Stimmenhörende schon lange berichtet haben.

Stimmenhören und Recovery

Die erfahrungsfokussierte Beratung hat bei vielen Stimmenhörenden die Hoffnung auf eine größere Unabhängigkeit und ein gutes Leben jenseits psychiatrischer Unterstützung und antipsychotischer Medikamente geweckt. Sie hat viele Menschen ermutigt, einen Recoveryprozess zu wagen.

Die Hoffnung, dass Recovery theoretisch allen Menschen möglich ist, steht in einem krassen Gegensatz zu der bisher oft vermittelten Prognose eines chronischen Krankheitsverlaufs, die eine Eindämmung und Prävention von Rückfällen mit starken Einschränkungen der Lebensqualität in Aussicht stellt. Die Möglichkeit eines »normalen« Lebens, wenn gewünscht auch mit Arbeit und Familie, wurde oft nicht mehr in Betracht gezogen. Dies möchte die Recoverybewegung ändern, auch wenn die Erfahrung vieler recovernder Menschen zeigt, dass das Vorankommen auf dem Recoveryweg oft recht harte, nicht selten ausdauernde Arbeit erfordert (Romme u. a. 2009). Vor diesem Hintergrund können Fachleute eine zentrale Rolle einnehmen, indem sie Hoffnung oder Zuversicht im Hinblick auf Recovery aufrechterhalten, auch wenn die Person selbst und das soziale Umfeld nicht an Recovery glauben mag.

Die Stimmenhörbewegung ist eine starke Stimme in der internationalen Recoverybewegung. Sie hat sich seit 1987 in über 25 Ländern verbreitet, vornehmlich in Selbsthilfegruppen. Diese Gruppen stehen oft außerhalb klassischer psychiatrischer Versorgungsstrukturen. Auch der zu der Bewegung gehörende individuelle Ansatz der erfahrungsfokussierten Beratung (engl.: Experience Focussed Counselling, kurz EFC, auch bekannt unter dem Namen »Making Sense of Voices«, dt.: Stimmenhören verstehen) wurde lange Zeit nur von einzelnen Fachpersonen angewandt. Ein Grund für die geringe Verbreitung mag in der eher unkonventionellen Form der Beweisführung für die effektive Wirksamkeit dieser Methode bestehen. Diese bestand bis vor Kurzem vornehmlich aus individuellen Recoverygeschichten (Romme u. a. 2009), welche zwar in der internationalen Fachdiskussion zum Recovery eine große Rolle spielen (Amering & Schmolke 2012), sich als ausreichendes Beweismittel für die Effektivität einer Methode aber bisher nicht durchsetzen konnten. Eine nun abgeschlossene vielversprechende randomisierte kontrollierte Pilotstudie (Schnackenberg u. a. 2016a), eine derzeit durchgeführte randomisierte Fallserie in England und eine Fallserie in Australien (beide noch nicht abschließend analysiert) sowie weitere geplante größere Studien versuchen nun, auch mit konventionellen wissenschaftlichen Mitteln die Wirksamkeit der erfahrungsfokussierten Beratung zu erforschen, die sich von ihr versprochen wird (McCarthy-Jones u. a. 2016).

Die frühe Erkenntnis aus der Praxis, die auch in einer Zusammenschau verschiedener Recoverygeschichten (Romme u. a. 2009) sowie durch neuere Forschungsergebnisse bestätigt wird (Corstens u. a. 2014), besteht darin, dass Stimmen oft auf ungelöste traumatische Erlebnisse, Missbrauchserfahrungen, Identitäts- oder ähnlich schwierige Konflikte hinweisen. Dies zeigt sich auch daran, dass sie erfahrungsgemäß gerade an den Stellen im Leben auftauchen, an denen Menschen sich einer sie überfordernden Situation gegenübersehen. Mit dieser Einsicht kann ein

konstruktiver Umgang mit den Stimmen gefunden werden. Diese können dann sogar als eine Art Botschafter verstanden werden, die etwa eine Bearbeitung existenzieller Konflikte o. Ä. einfordern.
Eine solche Sichtweise verringert oft auch das Leiden an den Stimmen, das auch deshalb oft so stark ist, weil die Stimmen zunächst einmal als störend, wenn nicht gar als »böse« betrachtet werden, und zwar sowohl von den Stimmenhörenden als auch vom sozialen Umfeld und von Fachleuten. Dies führt dann dazu, dass Stimmen und damit verbundene Emotionen und Gedanken bekämpft werden. Es scheint dieser Prozess des Bekämpfens und die daraus entstehende Überwältigung durch Stimmen, Emotionen und Gedanken zu sein, der Stimmen dann als nicht verstehbare psychotische Erfahrung auftreten lässt.

Die erfahrungsfokussierte Beratung kann dabei helfen, einen positiven Sinn der Stimmen herauszuarbeiten, um sie sich zunutze zu machen. Durch die konstruktive, strukturierte Arbeit an den Stimmen können sich auch sehr psychotische Zustände zunehmend beruhigen. Auf diese Weise kann die erfahrungsfokussierte Beratung der Stimmenhörerin helfen, einen Recoveryweg einzuschlagen. Nur sie selbst kann entscheiden, ihn zu gehen. Fachpersonen können sie auf diesem Weg nur ermutigend begleiten.

Stimmenhören als Schlüssel zu einem besseren Verständnis der Person

Die Erfahrung, dass Stimmenhören oft auf zu verarbeitende sozialbiografische Konflikte hinweist, verwandelt die Stimmen von einem unverstehbaren psychotischen Symptom zu einem verstehbaren Phänomen – und damit zu einer beeinflussbaren Erfahrung (Romme & Escher 2013). Gerne weisen wir in diesem Zusammenhang darauf hin, dass Erfahrungen und Verhalten, die aufgrund der Biografie der Person verstehbar und auch aus der Außensicht nachvollziehbar werden, nach den diagnostischen Richtlinien des DSM-5 (Diagnostic and Statistical Manual of Mental Disorders – Version 5) nicht mehr als Zeichen einer psychiatrischen Störung eingestuft werden sollten (APA 2013, S. 4 f.).

In der Praxis der erfahrungsfokussierten Beratung haben wir außerdem gelernt, dass der Umgang der Person mit ihren Stimmen einen Schlüssel für andere Erfahrungen darstellen kann. Zum Beispiel können scheinbar ungewöhnliche Gedankenformen (in psychiatrischen Lehrbüchern formale Denkstörungen genannt), von anderen nicht geteilte Realitätswahrnehmungen (dort Wahn) oder ungewöhnliches Verhalten, wie z. B. Vernachlässigung der Körperpflege oder der sozialen Kontakte, als Reaktion auf Stimmen verstanden werden. Das heißt natürlich auch, dass ein verbesserter Umgang mit den Stimmen zu einer Verbesserung eben dieser Erfahrungen führen kann. Dies entspricht nicht der Sichtweise des traditionellen biologischen Modells, in dem solche Erfahrungen als Symptome und damit als Hinweise auf Störungen wie z. B. die Schizophrenie gelten und damit pathologisiert werden (Gelder u. a. 2008). Es ist auch wichtig, sich bewusst zu machen, dass die Stimmen von den Stimmenhörenden selbst oft nicht als Krankheitssymptom betrachtet werden. Dies kann man daran merken, dass Stimmen von ihnen oft nicht als solche benannt werden. Sie sprechen stattdessen lieber von externen Einflüssen, Kräften oder ähnlichen Phänomenen, die sie in ihrer Lebensführung stören, beeinträchtigen oder von denen sie das Gefühl haben, kontrolliert zu werden. So ist dann etwa von Stimmen, Halluzinationen, Geistern, Gott, Göttern, Teufeln, Visionen, Pflanzen oder Tieren die Rede (Romme & Escher 2003). Es ist auch möglich, dass diese Einflüsse oder Kräfte von Außenstehenden nicht direkt als Stimmen erkannt werden. Nicht selten sprechen Stimmenhörende aber auch gar nicht von den sie bewegenden Kräften. Spürbar ist dann oft nur eine große, scheinbar unerklärliche Angst, die vorherrscht. Das bedeutet nicht, dass Stimmen immer Angst machen und als negativ erlebt werden. Der Punkt ist eher, dass die Person vielleicht einen großen Teil ihres Lebens damit verbringt, irgendwie mit den Stimmen klarzukommen, sodass ein normales Leben kaum mehr möglich ist. Das kann auch bei als unterstützend empfundenen Stimmen geschehen. Hier ist es dann die Beeinträchtigung der alltäglichen Lebensführung, an der die Personen hauptsächlich leiden.

Das Stimmenhörexperiment → Um sich die Vielfältigkeit der Reaktionen auf die Stimmen und damit auch der nach außen hin sichtbaren Verhaltensweisen besser vorstellen zu können, empfehlen wir, ein Stimmenhörexperiment durchzuführen. Bei dem ursprünglich von Ron Coleman erdachten Stimmenhörexperiment geht es darum, dass auch nicht Stimmen hörende Personen die Möglichkeit erhalten, eine ähnliche Erfahrung zu machen wie Stimmenhörende. Am besten ist es, das Stimmenexperiment im Rahmen einer Fortbildung, etwa des Netzwerks Stimmenhören oder auch des efc Instituts, durchzuführen, um es angemessen durchdenken und verarbeiten zu können. (Bei Tinnitus, sehr sensiblem Gehör oder bei inneren Widerständen raten wir von dieser Übung ab.)

Mindestens vier Personen werden für dieses Experiment gebraucht. Je eine Person setzt sich auf die linke und rechte Seite einer Person und spricht ihr laut ins Ohr. Währenddessen unterhält sich diese Person mit einer anderen. Bei diesem kurzen, vielleicht eine Minute dauernden kleinen Experiment kann man sich dann abwechseln, solange alle Teilnehmenden einverstanden sind.

Wer das Stimmenhörexperiment einmal erlebt hat, dem wird deutlich werden, dass die Reaktionen auf die Stimmen leicht eine Vielfalt von sogenannten psychiatrischen Krankheitssymptomen auslösen können. Ob diese sogenannten Krankheitssymptome aber eine Reaktion auf Stimmen und mögliche darunterliegende biografische Konflikte oder Ausdruck eines biologischen Krankheitsprozesses darstellen, ist für den Umgang mit den Stimmen von elementarer Bedeutung, nicht zuletzt für das Selbstwirksamkeitserleben der betroffenen Person. Nach dem traditionellen biologischen Krankheitsbild haben Personen wenig eigene Einflussmöglichkeiten. Sie können vornehmlich nur auf die Effektivität von Medikamenten hoffen. Wenn Verhaltensweisen und der jeweilige Umgang mit Phänomenen wie dem Stimmenhören hingegen als Reaktionen auf lebenskontextlich verstehbare Konflikte begreifbar werden (wie von Ron Coleman ursprünglich als These formuliert, vgl. Romme & Escher 2013), dann gibt es ganz andere Interventionsmöglichkeiten. Auch für die Person selbst ergeben sich ganz neue Optionen, die bis dahin oft rein belastenden Erfahrungen konstruktiv zu nutzen.
Ein manisches Auftreten wird z. B. verständlicher, wenn die Stimmenhörerin erzählt, dass sie von der Stimme hört, sie sei der Messias. Sehr verängstigtes und zurückgezogenes Verhalten wird verständlich, wenn die Stimme sagt, es sei gefährlich, hinauszugehen. Eine Depression wird verständlicher, wenn eine Person immer hört, sie sei die Wiedergeburt

des Teufels. Formale Denkstörungen werden leicht verständlich für diejenigen, die bei einem Stimmenhörexperiment einmal erlebt haben, wie schwer es ist, einen klaren, zusammenhängenden Gedanken zu fassen, wenn die Stimmen ständig dazwischenreden.

Kernkompetenzen und Voraussetzungen

An dieser Stelle mag es so scheinen, als ob die erfahrungsfokussierte Beratung eine komplexe Angelegenheit sei, die verschiedene Kompetenzen erfordert. Die Praxis zeigt aber, dass die Grundvoraussetzungen nicht besonders kompliziert sind und viele Fachpersonen an bereits bestehende Fähigkeiten anknüpfen können.
Weil die Stimmen oft durch existenzielle Konflikte ausgelöst wurden, profitieren Fachpersonen, die Stimmenhörende begleiten, allerdings auch von Grundkenntnissen zum konstruktiven Umgang mit Gefühlen und Trauma. So kann z. B. der verständnisvolle Umgang mit Vermeidung, Verneinung, Unterdrückung, (externalisierter) Projektion, Dissoziation, Übertragung und Gegenübertragung hilfreich sein. Auch ein Wissen um Angst vermeidendes Verhalten (etwa zwanghaftes Kontrollieren) und mögliche konstruktive Unterstützungsangebote (etwa die Angst spüren und validieren) ist hilfreich. Ebenso ermöglicht das Erkennen und Verstehen Posttraumatischer Belastungsstörungen neue und individuelle Zugänge (vgl. Herman 1994). Dafür braucht es allerdings nicht automatisch ein psychologisches Studium und/oder eine traumatherapeutische Ausbildung. Ein psychologisches und sozialbiografisches Grundverständnis, wie es in den meisten Berufen der Psychiatrie und Psychotherapie vermittelt wird, reicht in der Regel aus, um die in den EFC-Fortbildungen vermittelten Inhalte umsetzen zu können. Denn insbesondere ein verbesserter Umgang mit Emotionen, Gedanken oder eigenen Grenzen kann den Leidensdruck durch die Stimmen mindern.

In der Aufarbeitung der ursprünglichen Funktion der Stimmen zeigt sich immer wieder, dass der Traumabezug vieler Stimmen ein Hinweis darauf ist, dass die Person nicht noch einmal so verletzt werden will, wie sie es schon einmal wurde. Auch wenn die Stimmen nach einer er-

fahrungsfokussierten Beratung immer noch als nicht hilfreich, sondern als feindlich wahrgenommen werden, so können die Stimmen doch positiv genutzt werden, z. B. indem man sich im Grenzensetzen ihnen gegenüber übt. Das heißt nicht, dass die Auseinandersetzung mit den Stimmen und den damit verbundenen Lebensthemen zu vermeiden ist, sondern dass in erster Linie ein wertschätzender Umgang mit den eigenen Grenzen, Emotionen und Gedanken im Hier und Jetzt hilfreich ist. Eine Traumatherapie kann sich ggf. daran anschließen, muss es aber oft auch nicht.

Die erfahrungsfokussierte Beratung stützt sich ferner auf ein systemisches Verständnis und eine ähnliche Einstellung wie der Ansatz des Open Dialogue, der bei neu mit Schizophrenie diagnostizierten Menschen wohl als die effektivste Intervention bezeichnet werden kann (SEIKKULA u. a. 2011). Allerdings braucht die erfahrungsfokussierte Beratung nicht ein ganzes in Systemischer Therapie ausgebildetes Team, sondern nur eine Begleitperson. Das heißt nicht, dass eine positive und konstruktive Einbeziehung aller Personen im sozialen und fachlichen Umfeld nicht hilfreich wäre. Da dies aber nicht immer so leicht möglich ist, ist es gut zu wissen, dass Fortschritte auch durch die individuell begleitete erfahrungsfokussierte Beratung erreicht werden können.

Ein Unterschied zum Open-Dialogue-Ansatz und zu den meisten anderen systemischen Ansätzen ist, dass in der erfahrungsfokussierten Beratung auch direkt mit den Stimmen gearbeitet wird (RUNTE 2015). Die Stimmeninhalte werden als mögliche Ressource und Quelle von Informationen für den Recoveryprozess betrachtet (SCHNACKENBERG & MARTIN 2014). Stimmen können sogar im Stimmendialog direkt angesprochen werden (CORSTENS u. a. 2012).

Weitere Überschneidungen finden sich außerdem mit dem Ansatz der integrativen Arbeit mit Menschen, bei denen dissoziative Störungen diagnostiziert wurden. Es gibt auch Ähnlichkeiten mit der psychotherapeutischen Arbeit mit Unterpersönlichkeiten (ROMME & ESCHER 2003, 2013). Schließlich sollten auch Einsichten und Praktiken sozial- und heilpädagogischer Handlungsansätze, wie etwa die Ressourcenorientierung, die Lebensweltorientierung, Salutogenese und Empowermentansätze genutzt werden.

Die erfahrungsfokussierte Beratung fordert darüber hinaus die Wiederentdeckung von psychischem Leiden als Ausdruck von gesellschaftlichen Missständen. Soziale Ungleichheit, Wohn- und Arbeitsverhältnisse und -möglichkeiten spielen erwiesenermaßen eine wesentliche Rolle bei der Entwicklung von psychischen Störungen sowie bei ihrer Bewältigung. Zum Beispiel ging die Recoveryrate für die Schizophrenie während eines Konjunkturabschwungs zurück. Diese Beobachtung traf auch bereits vor der Einführung der Antipsychotika Mitte des letzten Jahrhunderts zu, unabhängig von verschiedenen Diagnosepraktiken (Warner 2004, S. 78). Zudem ist es eine gesellschaftliche Frage, wie wir mit sexuellem und emotionalem Missbrauch, körperlichem Missbrauch und ähnlichen Erfahrungen umgehen und sie im gesellschaftlichen Kontext diskutieren. Fördern wir Offenheit oder eine Tabuisierung? Können wir einen Diskurs schaffen, der einen guten und offenen Umgang mit Schuldgefühlen und Verantwortung bei allen Beteiligten ermöglicht? Schaffen wir Unterstützungsstrukturen, in denen Erfahrungsexpertenwissen geschätzt wird, oder ist Recoveryorientierung nur ein neues Modewort, das alten Wein in neue Schläuche füllt?

In diesem Zusammenhang ist es uns wichtig, darauf hinzuweisen, dass es einige gute Entwicklungen im internationalen Kontext gibt. Wir denken da z. B. an das staatlich unterstützte, von Julie Repper, einer Recoveryaktivistin und -forscherin aus Nottingham, mitentwickelte ImROC-Modell (Implementing Recovery through Organisational Change). Es unterstützt Organisationen im Wandel zu recoveryorientierten Dienstleistern (ImRoc, 2016).

Das Weddinger Modell (Mahler u. a. 2013) wiederum zeigt, dass auch in der Regelversorgung einer bundesdeutschen Großstadt ein solcher Wandel möglich ist, ohne zusätzliche finanzielle Mittel. Allerdings ist es auch so, dass gerade in Regeldiensten oft die Vorstellung herrscht, dass Recoverydenken und -praxis im Prinzip schon bestehen und sich nichts Grundsätzliches mehr ändern müsse. In der Folge wird dann zwar die neue Sprache aufgegriffen, aber die Einstellung bleibt die alte (Slade u. a. 2014). Dazu nur so viel an dieser Stelle: Wenn Regeldienste bereits so recoveryzentriert wären, wie sie behaupten, dann bräuchte es wahrscheinlich keine Recoverybewegung. Auch die Behandlungsergebnisse müssten gerade bei Diagnosen der Schizophrenien besser sein, als sie es gemeinhin sind. Dass Regeldienste häufig mehr auf die Defizite als auf die Ressourcen ihrer Patientinnen und Patienten schauen, zeigt uns auch unsere vielfältige Einsicht in die alltägliche Praxis verschiedener Einrichtungen in der Schweiz, in Österreich, Deutschland und auch in Großbritannien.

Ein weiterer Punkt sei an dieser Stelle erwähnt: Fachpersonen haben sich oft dafür entschieden, im psychiatrischen Feld zu arbeiten, weil sie helfen wollen. Sie bringen viel Motivation mit und verfügen nicht selten über ausgeprägte soziale Qualitäten. Im Berufsalltag stoßen sie dann aber immer wieder auf institutionelle Hindernisse, die ihre Arbeitszufriedenheit und -motivation mindern. Erste Rückmeldungen und qualitative Forschungsergebnisse bestätigen Eindrücke aus der Praxis, dass die erfahrungsfokussierte Beratung bei Fachleuten eine Begeisterung für den recoveryfördernden Ansatz und damit auch neues berufliches Engagement entfachen kann (SCHNACKENBERG u.a. 2016b). Wie die Umsetzung in der Praxis aussehen kann, werden wir in diesem Buch an Beispielen aufzeigen.

Wie aus den bisherigen Ausführungen angenommen werden kann, ist es auch gut möglich, die erfahrungsfokussierte Beratung bei Menschen mit anderen Diagnosen als einer Psychose anzuwenden, z.B. bei Depressionen oder Posttraumatischen Belastungsstörungen, da die Verbindung zwischen schwierigen oder traumatischen Lebenserfahrungen und Stimmenhören sowohl in der Forschung (vgl. MCCARTHY-JONES & LONGDEN 2015) als auch in der Praxiserfahrung diagnoseunabhängig zu bestehen scheint. Allerdings ist die lohnende Anwendung des Ansatzes gerade bei Psychosen wiederholt bestätigt worden (CORSTENS & LONGDEN 2013).

Auch Prof. Dr. Romme und Dr. Escher sowie Dr. Corstens schrieben uns per E-Mail, dass sie eine bestimmte Diagnose nicht als Ausschlusskriterium sehen, sondern den jeweilig individuellen Leidensdruck unter den Stimmen entscheidend für das Angebot der erfahrungsfokussierten Beratung halten. Unsere Erfahrung zeigt auch, dass die erfahrungsfokussierte Beratung sich auch gut im Umgang mit Visionen, Gerüchen oder auch nicht geteilten Realitäten (traditionell als Wahn bezeichnet) und ähnlichen schwer erklärbaren Erfahrungen einsetzen lässt. Allerdings werden wir uns in diesem Buch der Einfachheit halber vornehmlich auf Stimmenhörerfahrungen beziehen.

Ein Hinweis ist uns noch wichtig: Wie auch sonst bei der Aneignung neuer Methoden gilt auch für die erfahrungsfokussierte Beratung, dass jede Leserin und jeder Leser selbst für eine mögliche Umsetzung des hier

Dargestellten in der eigenen Praxis verantwortlich ist und bleibt. Wir hoffen dennoch sehr, einen ersten Schritt auf dem Weg zu einem neuen Verständnis und Umgang mit Menschen, die Stimmen hören, aufzuzeigen. Dieses neue Verständnis wird sich unweigerlich in den alltäglichen Kontakten positiv auswirken, insbesondere wenn sich Stimmenhörende aktiv und konstruktiv auf die Arbeit einlassen. Um jedoch die Stimmenarbeit in dem in diesem Buch beschriebenen Umfang, strukturiert und im Sinne der Stimmenhörenden anbieten zu können, ist eine fundierte Weiterbildung und Supervision wichtig (siehe EFC-Fortbildungsangebote, S. 171). Weiterbildung und Supervision helfen, die eigene Arbeitsweise und das Üben des neu Erlernten zu reflektieren und das erworbene Wissen auf verschiedene Situationen anzuwenden.

Grundannahmen und Haltungen

Bevor wir uns den Elementen der erfahrungsfokussierten Beratung zuwenden, wollen wir uns einige Grundannahmen bewusst machen, die insbesondere Haltungsfragen sind. Es geht letztlich darum, Menschen die Stimmen hören, darin zu unterstützen, so zu sein, wie sie sind, mit allem, was sie erfahren haben und mitbringen. Es sollten in diesem Prozess keine Gedanken, Emotionen, Stimmen oder Erleben als falsch oder krankhaft verstanden werden.

Wie im Laufe des Buches auch deutlich wird, kann die erfahrungsfokussierte Beratung nur funktionieren, wenn die Beraterin bzw. der Berater eine nicht paternalistische Grundhaltung einnimmt. Dies ist in den oft stark hierarchisch aufgebauten psychiatrischen Einrichtungen natürlich nicht immer einfach, aber es lohnt sich, es zu versuchen. Im Idealfall würde der gemeinsame Prozess und die psychiatrische Unterstützung unter dem von der Behindertenrechtebewegung geprägten Satz stehen: »Nothing about us without us« (Nichts über uns ohne uns). Das heißt z. B. auch: Kein Sprechen über die Stimmenhörerin in ihrer Abwesenheit, sondern nur mit der Stimmenhörerin. Und es bedeutet im Idealfall auch, anstehende Entscheidungen, wo immer möglich, bei der Stimmenhörerin zu belassen. Eine Beratung zielt auf das Offenlegen aller Optionen und Unterstützung in der Entscheidungsfindung; der Entscheidungsprozess ist offen. Dieser Punkt ist besonders schwer in den bisherigen Strukturen umzusetzen, ist aber ein Kernelement recoveryfördernder Settings.

Hilfreich ist also eine Einstellung, die der Stimmenhörerin mit der Zuversicht begegnet, dass sie stark genug ist, ihr Leiden zu bewältigen. Wir sind privilegiert genug, Zeugen dieser Reise zu sein, einer Reise, die nicht selten einer Heldengeschichte ähnelt.

Stimmen haben einen Sinn

Ganz am Anfang steht ein bewusstes Weggehen von einer pathologisierenden Grundhaltung und Sprache. Es ist wichtig, den Erfahrungen einer Person mit einer Einstellung zu begegnen, die in etwa Folgendes ausdrückt: »Das Verhalten dieser Person macht Sinn. Auch wenn ich im Moment nicht alles verstehe, so weiß ich doch, dass die Erfahrungen und auch die Sprache, in der die Person diese Erfahrungen ausdrückt, letztlich nur ihren bisher besten Versuch darstellen, sich selbst und die eigenen Gefühle und Gedanken auszudrücken. Das Verhalten der Person ist kein Zeichen von Krankheit.«

Auch wenn aus wissenschaftlicher Sicht das Stimmenhören nicht mehr mit einer psychischen Erkrankung gleichzusetzen ist, da es in diagnostizierten psychotischen, vielen nichtpsychotischen und auch nichtpsychiatrischen Gruppen vorkommt (Aleman & Laroi 2008), heißt das natürlich nicht, dass manche Menschen nicht trotzdem sehr unter ihren Stimmen leiden. Romme und Escher (2013) haben herausgearbeitet, dass es vor allem der Umgang mit den Stimmen und nicht nur die Stimmen allein sind, die das Leiden ausmachen und überhaupt erst zu Verhaltensweisen führen, die dann als psychisch krank bezeichnet werden.

Dies wirft die Frage auf, warum eine Stimmenhörerin sich von einer Stimme so überwältigt fühlen kann. Nur so viel an dieser Stelle: Wenn mir eine Stimme zuflüstert, dass ich ein Kind des Teufels bin, dann wird mir eine solche Bemerkung wenig ausmachen, wenn ich mit dem Teufel nichts verbinde. Wenn ich aber konkrete negative Vorstellungen über den Teufel und die Hölle habe, dann wird mir der Zuruf sicherlich viel mehr ausmachen. Im ersten Fall macht mir der Kommentar nicht viel aus, weil er nicht meiner Sicht auf die Welt entspricht. Beim zweiten weckt der Zuruf unangenehme Vorstellungen, an die ich nicht gerne denken möchte. Deshalb reagiere ich vielleicht auch viel ängstlicher und versuche, die Stimme abzuweisen. Auf alle Fälle hätte ich verständlicherweise erst einmal keine Lust, mich auf eine Beziehung mit diesen Stimmen einzulassen. Das Problem ist also nicht in erster Linie die Stimme, die mir etwas zuflüstert, sondern wie ich mich selbst gerade fühle und verhalte. Es wird einer Person also mehr ausmachen, als Teufel tituliert zu werden, wenn sie es sowieso schon schwierig findet, sich so zu akzeptieren, wie sie ist.

Auch wird deutlich, dass die Art der Stimme etwas mit der Geschichte der Person zu tun hat, die Stimmen hört. Der Vorwurf einer Stimme, die Stimmenhörerin als »Wiedergeburt des Teufels« zu bezeichnen, hat vielleicht seinen Ursprung in der Stimme einer Person, die der Betroffenen als Kind immer wieder direkt oder indirekt gesagt hat, dass sie eine Wiedergeburt des Teufels sei und es verdiene, bestraft zu werden. Die Stimme kann dann sowohl ein Hinweis auf die Ursprungssituation sein als auch gleichzeitig ein Bewältigungsversuch für damit nach wie vor verbundene als negativ erlebte Emotionen im Hier und Jetzt. Möglicherweise kann die Stimmenhörerin als Erwachsene dann nicht mehr die Verbindung zu dieser ursprünglichen Erfahrung in ihrer Kindheit sehen und ordnet sie entsprechend als befremdlich, nicht verstehbar und störend ein. Sie mag sich dann z. B. viel mit der Frage beschäftigen, ob die Stimme recht hat oder nicht. Hier ist es wichtig, klar zu sagen, dass eine Stimme, die einen Menschen als Wiedergeburt des Teufels beschimpft, natürlich nicht recht hat.

Mit einer solchen positiven Grundeinstellung gegenüber den Stimmen kann man dann den Blick auf den Ursprung der Stimmen lenken und gemeinsam den möglichen Sinn oder die Bedeutung erforschen.

Stimmenhören kann ein unbewusster, halbbewusster oder auch bewusster Versuch sein, mit oftmals sehr schwierigen Lebenssituationen klarzukommen. Stimmen, genauso wie nicht geteilte Realitäten (oft Wahn genannt), können aber auch wie eine Art Schutz vor unangenehmen oder traumatischen Erinnerungen oder Einsichten funktionieren. Allein vor diesem Hintergrund schon ist es wichtig, die Stimmen oder Überzeugungen nicht einfach wegmachen zu wollen (was erfahrungsgemäß ja sowieso nicht geht), bevor die Person nicht eine gewachsene Zuversicht gewonnen hat, dass es wirklich einen Weg gibt, mit ihrem Leben auch anders umzugehen. Wenn man anfängt, mit Stimmenhörenden zu arbeiten, ist es gut, sich daran zu erinnern, dass ihnen manchmal Realitäten bewusst werden, an die sie sich erst einmal gewöhnen müssen. Das heißt, man sollte nur in ihrem Tempo gehen und natürlich

immer wieder nachfragen, wie es ihnen mit diesen neuen Gedanken oder Realitäten geht, und entsprechend zuversichtlich unterstützen. Im Regelfall geht es ihnen dann gut damit, neue Erkenntnisse zuzulassen, auch wenn es sich um schwierige Themen handelt. Erfahrungsgemäß ergibt sich ein Zugang zu diesen neuen Realitäten eigentlich erst immer dann, wenn die Person auch so weit ist, diese zu sehen oder zu hören. Dies kann allerdings schneller sein, als sie selbst denkt, dazu in der Lage zu sein. Diese mögliche Funktion der Stimme(n) gilt es zu entdecken.

Erfahrungsgemäß stecken immer leicht nachvollziehbare, sinnhafte Erfahrungen hinter den Stimmen. Die Pathologisierung oder Problematisierung der Stimmen führt bei Stimmenhörenden schnell zu dem Gefühl, nicht ernst genommen zu werden. Wir möchten dazu einladen, eine andere Perspektive einzunehmen und Stimmenhörende eher als Helden zu sehen, weil sie es geschafft haben, so viele schwierige, oft traumatische Lebenserfahrungen zu überstehen, inklusive der überwältigenden und schwierigen Erfahrung des Stimmenhörens selbst.

Stimmen repräsentieren unserer Erfahrung nach immer eine positive Absicht für die Stimmenhörerin. Dass diese Sicht nicht immer von Begleitpersonen oder auch von den Stimmenhörenden geteilt wird, ist eine andere Sache und hat im Regelfall gute Gründe, die es zu respektieren gilt. Doch oft – nicht immer – wird im Laufe der erfahrungsfokussierten Beratung deutlich, dass die Stimmen eigentlich nur bei der Verarbeitung schwieriger Erlebnisse und gegenwärtiger Situationen helfen wollen.

Diese Erfahrung der positiven Absicht der Stimmen bezieht sich explizit auch auf Stimmen, die die Stimmenhörerin dazu auffordern, sich selbst oder andere umzubringen. Fürs Erste mag hier der Hinweis genügen, dass Stimmen oft in Bildern und Metaphern sprechen. Zu sagen: »Ich könnte ihn umbringen« drückt in unserer Alltagssprache im Regelfall auch nicht die Absicht aus, jemanden umzubringen, sondern oft nur einen starken Ärger und den Wunsch nach Veränderung (mehr dazu ab S. 78). Es kommt dann darauf an, in einer verbesserten Beziehung zu den Stimmen bei diesen nachzufragen, was sie denken, was vielleicht in der Beziehungssituation mit anderen oder sich selbst unerträglich ist und verändert werden sollte. Zum Beispiel kann die Stimmenhörerin in einer Beziehung das Gefühl haben, nicht ernst genommen und unterdrückt zu werden. Oder sie hat das Gefühl, derzeit kein gutes Leben zu führen. Sie sagt aber selbst nichts und ändert auch nichts an dieser Situation. Mord stünde hier sinnbildlich für den Wunsch, die Beziehung mit anderen oder auch mit ihrem derzeit nicht erfüllenden Leben zu verändern oder zu beenden.

Mord oder Selbstmord stehen an dieser Stelle also nicht buchstäblich dafür, dass die Stimmenhörerin sich selbst oder eine andere Person umbringen sollte, auch wenn sie dies bisher vielleicht so gedeutet hat. Dies wird auch von Stimmen bestätigt, wenn die Stimmenhörerin im Laufe der erfahrungsfokussierten Beratung direkt bei ihnen nachfragt, so wie es im Stimmendialog nach Etablierung einer konstruktiven Beziehung praktiziert wird. Die Stimmen bestätigen dann z. B. regelmäßig, dass sie nicht wollen, dass die Stimmenhörerin sich oder andere umbringt, sondern sie wollen, dass die Stimmenhörerin ein besseres Leben führt, in dem sie nicht mehr so leidet. Mord oder Selbstmord sind also nicht als buchstäbliche, sondern als symbolische oder metaphorische Optionen zu verstehen, die eine notwendige positive Veränderung im Leben der Stimmenhörerin anstoßen sollen. Die Intensität des Auftrags drückt so gesehen einfach nur die erlebte Dringlichkeit der Veränderung aus. Meistens ist eine Veränderung der Situation mit mutmachender Unterstützung anderer, z. B. von Fachpersonen, möglich.

Gleichzeitig bleibt es in der Praxis natürlich, wie auch sonst, weiterhin wichtig, regelmäßig Risikoeinschätzungen vorzunehmen. Zu klären ist dann z. B.: Möchte die Stimmenhörerin sich selbst oder eine andere Person auch unabhängig von der Stimme umbringen? Kann sie sich den Aufforderungen der Stimme widersetzen? Kann sie sich – vielleicht schon seit Jahren – den Aufforderungen oder Befehlen der Stimme zum Mord oder Selbstmord widersetzen? (Diese letzten beiden Situationen sind z. B. oft der Fall, und könnten von daher das Risiko potenziell verringern.) Hat sie bereits verstanden, dass es nicht um eine buchstäbliche Umsetzung der Aufforderung geht, und kann dies im Alltag auch umsetzen? Diese Fragen haben sich in der Praxis oft als hilfreich erwiesen. Sie machen auch deutlich, dass das Risiko nicht automatisch erhöht ist, wenn eine zum Mord oder Selbstmord aufrufende oder befehlende Stimme präsent ist – was kein Plädoyer ist, auf die regelmäßige Risikoeinschätzung zu verzichten, sondern nur zu einer anderen Einschätzung führt. Diese fällt uns umso leichter, je vertrauensvoller unsere Beziehung zu der Stimmenhörerin ist, und genau diese soll sich bei der erfahrungsfokussierten Beratung entwickeln.

Ein weiterer wichtiger Punkt ist, dass in der erfahrungsfokussierten Beratung die Erklärung der Stimmenhörerin für ihre Stimmen nicht infrage gestellt wird, sondern mit der Erklärung konstruktiv gearbeitet werden sollte, auch wenn sie der beratenden Person nicht einleuchten mag.

→ Ein Stimmenhörer hat den Eindruck, von Gott zu hören. Es irritiert ihn nicht, dass Gott zu ihm spricht, sondern dass er so häufig zu ihm spricht. Seine Begleiterin fragt ihn nun, ob es vielleicht hilfreich wäre, bei Gelegenheit Gott einmal zu sagen, dass es ein wenig viel ist und ob man nicht ausmachen könnte, dass er nur zu bestimmten Zeiten spricht. Dem Stimmenhörer gelingt es, sich zu den verabredeten Stunden auf zuhörende Gespräche einzulassen, und fühlt sich in der Folge nicht mehr so stark von der Stimme bedrängt. <

Gerade bei spirituellen Stimmen kann es hilfreich sein, zu wissen, dass auch spirituelle Experten es nicht so sehr für wichtig halten, ob die Stimme etwa einen Dämon, Geist oder was auch immer darstellt und tatsächlich präsent ist (Zander 2001; Fortea 2006). Die scheinbare Macht der Stimme gründet sich nicht auf einer dem Geist oder Dämon inhärenten Macht, sondern beruht auf den Überzeugungen der Person. Zum Beispiel: Wenn ich überzeugter und freudiger Abstinenzler bin, dann werde ich auch einem mich zum Trinken auffordernden Geist oder Dämon gut widerstehen können.

Den Sinn der Stimmen definieren die Stimmenhörenden

Bei allen Decodierungsversuchen der Stimmen ist es wichtig, dass diese sich aus dem Beratungsprozess ergeben und niemals von vornherein einer Person aufgedrängt werden. Eine Grundeinstellung der Lebensweltorientierung (mehr z. B. bei Thiersch & Obert 2015) kann dabei helfen, sich ganz auf die Erfahrungswelt, Sichtweise und Sprache der jeweiligen Stimmenhörerin einzustellen. Es gilt dann, gemeinsam mit der Person innerhalb ihrer Lebens- und Alltagswelt advokatorisch ihre Ziele und Lösungsversuche ernst zu nehmen und nach möglichen Alternativen zu suchen, die zu ihrer Situation, ihren Ressourcen und ihren Wünschen passen.

Eine Fachperson kann auch nach jahrelanger Beratungspraxis nicht im Voraus wissen, was die Auslöser und Funktionen der Stimmen sind.

Vielmehr geht es darum, einen gemeinsamen Weg einzuschlagen und gemeinsam herauszufinden, worum es geht. Dabei kann es sowohl für die stimmenhörende Person als auch für die Begleitperson hilfreich sein, sich die eigenen vorgefertigten Meinungen bewusst zu machen und sich möglichst nicht davon leiten zu lassen.

⚠ Auch wenn im Begleitungsprozess recht bald klar ist, dass die Stimmen auf bestimmte Situationen im Leben der Person hinzuweisen scheinen, so ist es wichtig, weiterhin offen und neugierig zu bleiben. Der Falle der vorschnellen Zuschreibung entgehen Fachpersonen am ehesten, wenn sie mit den Beschreibungen und Sichtweisen der stimmenhörenden Person arbeiten und nicht mit eigenen vorgefertigten Ideen oder Erklärungen.

Die Erfahrung zeigt, dass die gewählte Sprache und der bisherige Umgang mit den Stimmen bereits einen Versuch der Bewältigung schwieriger Lebenserfahrungen darstellt. Es gilt, auf dieser Expertise aufzubauen. Dabei wird immer wieder deutlich, wie zentral das Erzählen der eigenen Geschichte für den eigenen Akzeptanz- und Recoveryprozess sein kann. Es scheint sehr wichtig zu sein, sich selbst als sinnhaftes Wesen zu erleben. Die Stimmen in einen kontinuierlichen und sinnhaften Lebenskontext zu stellen, ist geradezu existenziell für die Wiederherstellung der eigenen Würde und Selbstachtung, die so oft durch einen diagnostizierten Krankheitsprozess und auch schwierige Lebenserfahrungen infrage gestellt wurde (vgl. ROMME & ESCHER 2013). Bereits der bekannte Psychiater und Auschwitzüberlebende Viktor FRANKL (2007) hatte des Menschen Suche nach dem Sinn als zentralen Antrieb auch im Leiden beschrieben. Eine Neuschreibung der eigenen Geschichte, in der die Person sich selbst nicht als grundsätzlich verdorbenes, schlechtes oder schwaches Wesen erlebt, wie es erfahrungsgemäß oft nach traumatischen Erlebnissen oder diagnostizierten schweren psychischen Erkrankungen geschieht, bedeutet einen großen Schritt auf dem Recoveryweg.

⚠ Es ist gut, behutsam vorzugehen und sich daran zu erinnern, dass viele Stimmenhörerinnen und -hörer, mit denen wir in Kontakt kommen, in der Vergangenheit bereits versucht haben, ihr Leben zu beenden,

weil es für sie zu überwältigend war. Zum Teil spielt diese Möglichkeit latent oder explizit auch während der erfahrungsfokussierten Beratung weiterhin eine Rolle und sie ersetzt von daher nicht eine regelmäßige Risikoeinschätzung. Die erfahrungsfokussierte Beratung führt dabei erfahrungsgemäß nicht zu einer Erhöhung des Suizidrisikos, sie entdeckt aber manchmal eine bis dahin nach außen hin bisher nicht bekannte Verzweiflung, mit der die stimmenhörende Person schon lange lebt. Erfahrungsgemäß bleibt die Möglichkeit, das eigene Leben zu beenden, auch so lange potenziell ein Thema, bis eventuelle biografische Konflikte gelöst werden. Es ist dabei natürlich nicht garantiert, dass die betroffenen Menschen das Vertrauen in ihre eigenen Möglichkeiten (wieder) entwickeln, diese Aufgabe auch anzugehen. Wir können sie nur voller Zuversicht im Hinblick auf ihre Fähigkeiten auf diesem Weg begleiten. Nur sie selbst können und müssen diesen Weg freiwillig gehen. Das sollte auch dazu führen, dass sie selbst immer nur so weit gehen, wie sie es sich (un)bewusst gerade zutrauen und von daher auch verkraften können.

Es gibt keine schlechten Gefühle

Eine weitere hilfreiche Praxiseinsicht aus der erfahrungsfokussierten Beratung ist, dass es keine schlechten Gefühle gibt. Allerdings denken sowohl Stimmenhörende, ihre Begleitpersonen (Fachleute eingeschlossen) wie auch ihr Umfeld oft, dass es schlechte Gefühle gibt, oder sie drücken dies mit ihrem Verhalten aus. Sie halten z. B. Wut, Trauer, Scham für schlechte Gefühle, die leicht als zu belastend für die Person betrachtet werden und am besten verschwinden sollen. Interessanterweise drücken sich gerade diese oft nicht zugelassenen Gefühle dann durch und in Stimmen aus, wie immer wieder bei der Decodierung der Stimmen deutlich wird. Wut und Scham als Reaktion auf Missbrauch oder andere traumatische Erlebnisse sind aber nicht nur verständlich, sondern wahrscheinlich sogar wichtig. Genauso ist es verständlich, dass Stimmenhörende sich vielleicht nicht an diese Situationen erinnern mögen. Gleichzeitig scheint die Botschaft der Stimmen oft zu sein, dass solche Geschichten und Erlebnisse gehört und anerkannt werden müssen.

Emotionen haben immer etwas Wichtiges zu sagen. Auch wenn in unserer Gesellschaft vor allem das Erleben und der Ausdruck positiv empfundener Emotionen wie z. B. Freude und Glück erwünscht scheinen, so brauchen doch alle Arten von Emotionen Akzeptanz und damit ihren Raum und Ausdruck. Und das ist gut so, denn was Menschen akzeptieren, kann sie nicht mehr überwältigen.

Einen akzeptierenden Ausdruck für Emotionen zu finden, kann auf verschiedenste Weise geschehen. Akzeptanz und Grenzensetzen sind wichtige Bestandteile guter Selbstsorge, die gerade bei traumatisierten oder missbrauchten Menschen so wichtig ist und nicht immer ohne professionelle oder andere Arten von Unterstützung schon gut funktioniert. Neben der Möglichkeit, von ihren Erfahrungen zu erzählen, finden manche Menschen auch einen theatralischen oder körperlichen Ausdruck hilfreich, z. B. im Yoga oder im Rollenspiel. Andere ziehen es vor, Gedichte oder Tagebuch zu schreiben, zu malen usw. Die Fachperson kann Vorschläge machen und diesen Prozess unterstützen, wenn die Stimmenhörerin zunächst vielleicht keine eigenen Ideen hat. Viele Menschen scheinen auch einen schrittweisen Zugang zu komplex erlebten Emotionen vorzuziehen, da sie Angst haben, die Emotionen könnten sie überwältigen und sie würden dann nicht mehr aus dieser Überwältigung herausfinden. Erfahrungsgemäß sind es aber nicht so sehr die Emotionen selbst, die überwältigen, sondern es ist die Bekämpfung der Emotionen (siehe oben). Dieses Wissen kann der Fachperson helfen, die Stimmenhörerin zu ermutigen, sich in ihrem eigenen Tempo den Gefühlen zu stellen. Entscheidend bleibt es natürlich trotzdem, sich von der Vorliebe der Stimmenhörerin leiten zu lassen.

Emotionen helfen letztlich, die eigene Geschichte zu erzählen, so wie sie erlebt wurde und erlebt wird. Sie können und sollten daher auch nicht verschwinden. Wenn schwierige Emotionen nicht sein dürfen, können bestimmte Aspekte einer Geschichte nicht erzählt werden.

Leider ist es in der psychiatrischen Versorgung nach wie vor nicht ungewöhnlich, dass traumatische Erlebnisse und auch als schwierig erlebte Gefühle von Fachleuten nicht oder nur wenig und abweisend angesprochen werden (Dillon 2010). Wenn aber Gefühle immer wieder unterdrückt und nicht ausgedrückt werden, werden sie eher stärker als schwächer. Sie zu unterdrücken braucht immer mehr Kraft und

Kreativität und lässt kaum Platz für anderes. Zu lernen, Gefühle auszudrücken – ob chaotisch oder geordnet –, reduziert erfahrungsgemäß die überwältigende Kraft der Gefühle und oft auch die damit verbundenen Stimmen.

Die Zeit, die es braucht, mit traumatischen Erlebnissen, Gefühlen und schwierigen Gedanken umzugehen, kann man nicht von vornherein vorgeben; es braucht die Zeit, die es braucht. Mit Emotionen konstruktiv umgehen zu lernen, ist für Stimmenhörende wie für alle Menschen, ob mit oder ohne psychiatrische Erfahrung, ein lebenslanger Prozess, der nicht immer leicht ist.

Courage zeigen

Von dem Ausdruck der Gedanken und Gefühle hält Menschen, die Stimmen hören, nicht nur die Angst vor der überwältigenden Erinnerung an traumatische oder schwierige Erlebnisse ab. Sie haben oft auch Angst, dass sich Mitteilungen über traumatische Erfahrungen als zu belastend für andere herausstellen könnten. Wenn die stimmenhörende Person die Angst der Begleitenden spürt, wird sie sich nicht öffnen. Indem Fachpersonen Vertrauen in ihr eigenes Aushaltevermögen und das der Stimmenhörenden demonstrieren, laden sie diese ein, sich selbst und dem Leben zu vertrauen. Dies heißt natürlich nicht, naiv zu vertrauen, dass es zukünftig keine schwierigen Erlebnisse mehr geben wird. Es heißt vielmehr, zu vertrauen, dass sowohl wir als auch die stimmenhörenden Menschen stark genug sind, mit solchen Erlebnissen umzugehen. Aufgabe der begleitenden Person ist es deshalb immer wieder, sich der Angst der Stimmenhörenden wie auch der eigenen bewusst zu werden und sich nicht davon leiten zu lassen.

Erfahrungsgemäß können wir als Begleitpersonen insbesondere durch unser Verhalten und unsere Sprache signalisieren, dass wir dieses Vertrauen in uns selbst und in die stimmenhörende Person haben, nach dem Motto: »Ich kann es gut aushalten, wenn du mir von all diesen schrecklichen Sachen erzählst. Ich finde es zwar für dich sehr schlimm, was dir passiert ist, aber es wirft mich nicht aus der Bahn. Außerdem habe ich Vertrauen in deine Fähigkeit, diese Situationen zu verarbeiten, auch wenn du dieses Vertrauen vielleicht im Moment selbst noch nicht hast.«

Es ist daher auch während des ganzen Beratungsprozesses immer wieder hilfreich, darauf zu verweisen, wie viel die Person schon geschafft hat. Wie mutig und stark sie bis zum gegenwärtigen Zeitpunkt bereits war und ist. Nahezu in jeder Phase des Beratungsprozesses kann man die bisherigen Bewältigungsversuche der schwierigen Lebenserfahrungen wie auch der schwierigen Stimmenerfahrungen würdigen. Für viele Klientinnen und Klienten ist dies eine ganz neue Art der Ansprache. Sie wirkt allerdings nur, wenn die Begleitperson dies auch wirklich glaubwürdig vermittelt. Es kann hier helfen, die Stimmenhörenden als Heldinnen und Helden zu betrachten, wobei die Begleitperson das Privileg hat, deren Reise und Umgang mit schwierigen Erlebnissen zu bezeugen und eine Zeit lang zu begleiten.

⚠ **Auch die erfahrungsfokussierte Beratung braucht die aktive Mitarbeit der Stimmenhörerin. Nur weil sie sich formal auf die Arbeit einlässt, heißt dies nicht, dass sie sich auch auf alle Elemente der erfahrungsfokussierten Beratung einlassen mag. Vielleicht entscheidet sie, sich zunächst nicht mit vergangenen und gegenwärtigen schwierigen Emotionen und Erlebnissen auseinanderzusetzen. Diese Auseinandersetzung kann und sollte man nicht erzwingen, aber es kann eben auch bedeuten, dass manche Stimmenhörende so nur eingeschränkt von der erfahrungsfokussierten Beratung profitieren.**

Widerstand ist nicht typisch, aber normal

Es kommt natürlich auch immer wieder vor, dass Stimmenhörende sich nicht auf einen Stimmenarbeitsprozess einlassen mögen. Zunächst einmal gilt es, das zu respektieren. Im Regelfall stecken aber Ängste dahinter. Die Sorge, für verrückt erklärt zu werden, noch mehr Medikamente zu bekommen, oder auch die un- oder halbbewusste Angst vor dem, was sich vielleicht hinter den Stimmen verstecken könnte, sind die häufigsten Gründe für die Ablehnung eines Beratungsprozesses. Letzteres ist leicht nachzuvollziehen, wenn man sich vor Augen führt, dass die Stimmen oft auf schwierige, angsterfüllte und bisher nicht verarbeitete Situationen in der Vergangenheit hinweisen. Hinzukommt eine gewisse Resignation, wenn alle Alternativen ausgeschöpft scheinen und sich ein Status quo mit oder ohne professioneller Unterstützung eingependelt hat.

Viele Stimmenhörende haben sich scheinbar mit einem Leben zufriedengegeben, von dem sie nicht mehr viel mehr erwarten. Allerdings sind stimmenhörende Menschen ja nicht mit einem Mangel an Hoffnung und

Perspektive geboren, sondern sie sind durch die Einschränkungen, die ein Leben mit Stimmen mit sich bringen kann, und oft auch durch die Prognose eines chronischen Erkrankungsverlaufs in ihren persönlichen Erwartungen an die Zukunft bescheiden geworden. Und nicht selten verbirgt sich dahinter auch die grundsätzliche Angst vor Veränderung. Manche haben sich z. B. an die finanzielle und praktische Unterstützung gewöhnt und es gar nicht gelernt, selbst ihr Leben zu gestalten. Da kann es auch Angst machen, wieder Verantwortung für das eigene finanzielle und gesellschaftliche Überleben zu übernehmen und in ein »normales« Gesellschaftsleben zu finden, aus dem man oft jahrelang verschwunden war.

Diese Ängste sind natürlich nicht Ausdruck von Faulheit oder einem Mangel an Motivation, sie sind in gewisser Weise auch berechtigt. Ron Coleman hat in einem persönlichen Gespräch einmal gesagt, dass das Erlernen eines besseren Umgangs mit den Stimmen im Vergleich zum Prozess der Wiedereingliederung in die Gesellschaft sehr leicht war. Es gilt also, diese Ängste ernst zu nehmen und zu versuchen, Stimmenhörende zu unterstützen und zu ermutigen, diese Themen in ihrem Tempo anzugehen.

An dieser Stelle ist es auch die Verantwortung der Begleitperson, zu schauen, wie die aktuelle Situation sicherer werden kann. Oft hilft bereits ein einfaches Anerkennen und Normalisieren der Ängste. Manchmal muss sich auch zunächst eine für die Person bedrohliche soziale Situation ändern, z. B. gefühlte Bedrohung im Umfeld oder erlebter Zwang im Krankenhaus.

Weitere Gründe für das Stocken des Beratungsprozesses können sein, dass die Stimmenhörerin alles an einer Sichtweise festmacht, wie z. B. »Ich bin schlecht« oder »Ich kann oder will mir oder anderen nicht vergeben«. Manchmal fehlt auch ein gutes soziales Umfeld jenseits der Fachpersonen, für das es sich lohnt, voranzukommen; die Stimmenhörerin steckt in einer weiterhin recht traumatischen oder schwierigen Situation fest, z. B. in einer missbräuchlichen Beziehung oder keiner »sinnvollen« Arbeit nachgehen zu können. Hier kann die Fachperson Unterstützung anbieten, etwa bei der Suche nach einer Arbeit auf dem ersten Arbeitsmarkt oder einer erfüllenden sozialen Aufgabe, der Lösung von Familienkonflikten usw. Für die Fachperson ist es wichtig, sich von diesen Ängsten nicht leiten zu lassen und sich daran zu erinnern, dass die Ängste so groß sind, weil das Leiden an den Stimmen oder der sozialen Situation so groß ist. In der Regel ist der Veränderungswunsch da, auch wenn der Veränderungsprozess selbst Angst machen kann und viel Ermutigung und Mut braucht.

Um den Mut zur Veränderung zu stärken, kann die Fachperson der stimmenhörenden Person beim (Wieder-)Einüben von Träumen helfen, indem sie z. B. zu Beginn des Prozesses fragt: »Wenn Sie träumen dürften und von jetzt an ein Leben ohne die (aus Ihrer Sicht) lästigen Stimmen leben könnten, wie würde das aussehen?« Diese Träumerei kann man sich dann gemeinsam als Motivation für die erfahrungsfokussierte Beratung zunutze machen. Dabei ist es nicht schlimm, wenn die Zielformulierung ein wenig unrealistisch zu sein scheint. Auch wenn jemand zum Mond fliegen möchte, ist es möglich, auf die dahinterliegenden Wünsche und dahinterliegende Motivation einzugehen (vgl. das Kapitel »Ziele formulieren«).

Ein weiterer gelegentlich von Stimmenhörenden geäußerter Einwand ist, sich gar nicht so sehr von den Stimmen beeinträchtigt zu fühlen und deshalb keine Beratung mit dem Ziel eines besseren Umgangs mit den Stimmen zu brauchen. Dies kann natürlich sein. Wenn die Person aber immer noch Kontakt mit der Psychiatrie hat und nach wie vor sehr viel fachliche und andere Unterstützung in Anspruch nimmt, dann ist es zumindest legitim, einmal nachzufragen, ob es denn wirklich keinen Grund gibt, etwas auszuprobieren, was vielen geholfen hat.

Hilfsmittel

Die erfahrungsfokussierte Beratung kennt verschiedene Hilfsmittel, die den Beratungsprozess erleichtern. Hierzu gehören das »Maastrichter Interview«, der »Maastrichter Bericht«, das »Maastrichter Konstrukt« und der Stimmendialog, die in dem Buch »Stimmenhören verstehen« (Romme & Escher 2013) ausführlich dargestellt werden, sowie das Arbeitsbuch »Stimmenhören verstehen und bewältigen« (Coleman & Smith 2007). Letzteres ist vor allem dann zu empfehlen, wenn Stimmenhörende gerne eigenständig arbeiten wollen. Es eignet sich auch für den Austausch mit Angehörigen und Fachpersonen.

Maastrichter Interview, Bericht und Konstrukt sind insbesondere dann hilfreich, wenn Stimmenhörende gerne gemeinsam mit einer Fachperson einen besseren Umgang mit ihren Stimmen erarbeiten möchten.

Maastrichter Interview

Es gibt zwei Hauptziele des Maastrichter Interviews. Zum einen soll es ein konstruktives Gespräch über die Stimmenhörerfahrung ermöglichen. Zum anderen geht es darum, sich ein möglichst detailliertes Bild von den Stimmen im Lebenskontext der Person zu machen. Beides ist in Beziehung zu setzen, das heißt, es ist zu klären, wo, wann und wie die Stimmen ursprünglich auftauchten und jetzt auftreten.

Das Maastrichter Interview sollte nicht als Expertenintervention verstanden werden. Es steht für einen sowohl strukturierten als auch kreativen Prozess zur Erkundung der Stimmen. Dabei kann die Durchführung des Interviews der betroffenen Person auch helfen, das häufig durch die Stimmen verursachte Gedanken- und Erlebenschaos zu ordnen. Dies kann man zum Beispiel daran erkennen, dass auch Symptome, die mit einer formalen Denkstörung verbunden werden (z. B. Gedankenabreißen, Denkhemmung), seltener auftreten.

Der Maastrichter Interviewprozess wird durch einen Leitfaden mit folgenden Themen strukturiert:

1. Art der Erfahrung;
2. Eigenschaften der Stimmen;
3. persönliche Stimmenhörgeschichte;
4. Auslöser der Stimmen;
5. Inhalt (was die Stimmen sagen);
6. Theorien über die Stimmen;
7. Auswirkungen der Stimmen;
8. Gleichgewicht der Beziehung;
9. Bewältigungsstrategien;
10. Kindheitserfahrungen;
11. Behandlungsgeschichte;
12. soziales Netzwerk;
13. Fragen.

Das vollständige Maastrichter Interview, wie es von Romme und Escher (2013) entwickelt wurde, finden Sie im Downloadbereich des Buches.

Das Maastrichter Interview dient zunächst einmal der Informationssammlung (siehe auch S. 52). Es sollte in dieser Phase so wenig wie möglich interpretiert, sondern nur versucht werden, die Erfahrungen aus Sicht der Stimmenhörerin zu sammeln und zu verstehen. Je nach

Präferenz der Stimmenhörerin kann das Interview gut informell, als eines von mehreren Themen, in ein Gespräch eingebunden werden. Es kann auch eher formell durchgeführt werden, indem gemeinsam ein Interviewbogen ausgefüllt wird.

Maastrichter Stimmenbericht

Der Maastrichter Stimmenbericht hat die Funktion, das Maastrichter Interview geordnet zusammenzufassen. Auch wenn der Stimmenbericht meistens von der begleitenden Fachperson aufgeschrieben wird, sollte der Text die Erfahrung und Sprache der stimmenhörenden Person möglichst genau widerspiegeln. Das bedeutet für die Fachperson, den Bericht mit der stimmenhörenden Person so lange zu überarbeiten, bis diese den Eindruck hat, dass die Erfahrung korrekt widergegeben ist.

Maastrichter Konstrukt

Das Maastrichter Konstrukt versucht, zwei Fragen zu beantworten:

- Wen oder was repräsentieren die Stimmen im Lebenskontext der stimmenhörenden Person?
- Welche Fragen, Probleme oder kritische Situationen sind damit verbunden?

Um diese Fragen zu beantworten, kann es hilfreich sein, sich über die möglichen Funktionen der Stimmen Gedanken zu machen. Wo möchte die Stimme der Stimmenhörerin vielleicht helfen, bisher nicht anerkannte wichtige Gefühle, Gedanken oder Lebensthemen anzugehen und akzeptieren zu lernen? Hier darf die begleitende Fachperson zum ersten Mal eine oder mehrere mögliche Interpretationen anbieten. Ausschlaggebend bleibt aber die Erklärungs- und Erfahrungswelt der stimmenhörenden Person. Dies schließt eine prinzipielle Offenheit der Möglichkeit gegenüber ein, dass es eventuell keine Verbindung zum Lebenskontext der Person gibt. Allerdings ist dies in unserer bisherigen Praxis noch nicht passiert. Es kommt aber sehr oft vor, dass die Verbindung nicht immer gleich klar ist oder sich mehrere Interpretationen anbieten. Deshalb empfiehlt es sich, sich nicht zu früh festzulegen und mehrere Optionen zu verfolgen, bis die zu begleitende Person für sich hilfreiche Erklärungen gefunden hat. Dabei geht es nicht um den Anspruch von Wahrheit, sondern in erster Linie darum, ob die Erklärungen aus Sicht der

Stimmenhörerin schlüssig scheinen und hilfreich sind oder nicht. Diese Erklärungen und Einsichten können sich im Laufe der Zeit entwickeln und ändern.

Stimmendialog

Der Stimmendialog kann helfen, die im Maastrichter Konstrukt erarbeiteten Einsichten zu überprüfen und emotional besser zu integrieren. Der Stimmendialog basiert auf der Weiterentwicklung des Stimmendialoges mit verschiedenen Anteilen der Person, wie sie Hal und Sidra STONE (2000) ursprünglich für die Paartherapie erarbeitet haben. Der Ausdruck »Stimmendialog« bezog sich dabei nicht auf die Arbeit mit Stimmen, sondern auf die Arbeit mit Unterpersönlichkeiten oder inneren Anteilen. Dabei wird angenommen, dass wir alle verschiedene Unterpersönlichkeiten oder Anteile haben, die nicht immer einer Meinung sind, sich sozusagen ständig in einem »inneren« Dialog befinden und sich in verschiedenen inneren Stimmen äußern können.

Auch in der erfahrungsfokussierten Beratung kann es hilfreich sein, verschiedene Stimmen wie verschiedene Anteile der Persönlichkeit zu behandeln. Das heißt nicht, dass die Stimmen erwiesenermaßen verschiedene Anteile der Persönlichkeit darstellen. Allerdings hat sich der praktische Umgang mit Unterpersönlichkeiten auch in der Stimmenarbeit als hilfreich erwiesen. Wenn die Stimmenhörerin es schwierig findet, die verschiedenen Stimmen zu identifizieren und anzusprechen, kann die Fachperson ihr dabei helfen, indem sie selbst einen direkten oder indirekten Kontakt mit der Stimme aufnimmt. Damit kann zugleich ein konstruktiver, nachfragender Umgang mit der Stimme demonstriert und ihre möglicherweise ursprünglich positive Absicht entdeckt werden. Dies funktioniert normalerweise nur, wenn sich die Stimmenhörerin und die Stimme innerlich schon auf diesen Prozess einlassen können, und ist damit keine therapeutische Expertenintervention, sondern die gemeinsame Entdeckung bereits existierender Einsichten und Ressourcen.

Der Begleitprozess

Berufsgruppen wie die Pflege, Pädagogen oder auch die Soziale Arbeit, die als »Bodenpersonal« oft besonders nah am Alltagserleben der Stimmenhörerinnen und -hörer teilhaben, sind unseres Erachtens prädestiniert, die erfahrungsfokussierte Beratung anzubieten. So wie es Marius Romme und Sandra Escher im Vorwort dieses Buches beschreiben, denken auch wir, dass die Nähe zu den alltäglichen Problemen und Themen der Menschen, die Stimmen hören, eine gute Voraussetzung ist, um in die erfahrungsfokussierte Beratung einzusteigen. Deshalb wollen wir im Folgenden den Begleitprozess beispielhaft mit dem Pflegeprozess verbinden. Wir werden deutlich machen, wo es Gemeinsamkeiten, aber auch Unterschiede gibt und wie die erfahrungsfokussierte Beratung im Pflegeprozess angewandt werden kann.

Auch im deutschsprachigen Raum gilt der Pflegeprozess als ein »Kerninstrument« der pflegerischen Arbeit und dient der Strukturierung der Arbeit im Sinne einer Vorgehensplanung. Er legt die Verwendung von Fachsprache nahe und setzt die Kenntnis medizinischen Vokabulars voraus. Ein standardisiertes Format gibt vor, wie Informationen gesammelt werden (Assessment), eine Pflegediagnose formuliert wird (Problem, Ätiologie, Symptome, Ressourcen = PESR-Format) und welche Ziele und Maßnahmen sich aus den vorhergehenden Schritten ableiten lassen (siehe z. B. Stefan u. a. 2013; Doenges u. a. 2014). Dabei wird der Pflegeprozess meist als ein in sich geschlossener Kreislauf dargestellt. Außer beim Assessment, der Informationssammlung, ist dabei allerdings nicht klar ersichtlich, wo die begleitete Person und ihre Erfahrungen und Sichtweisen einbezogen werden sollen (Abb. 1).

Abbildung 1 **Der Pflegeprozess**

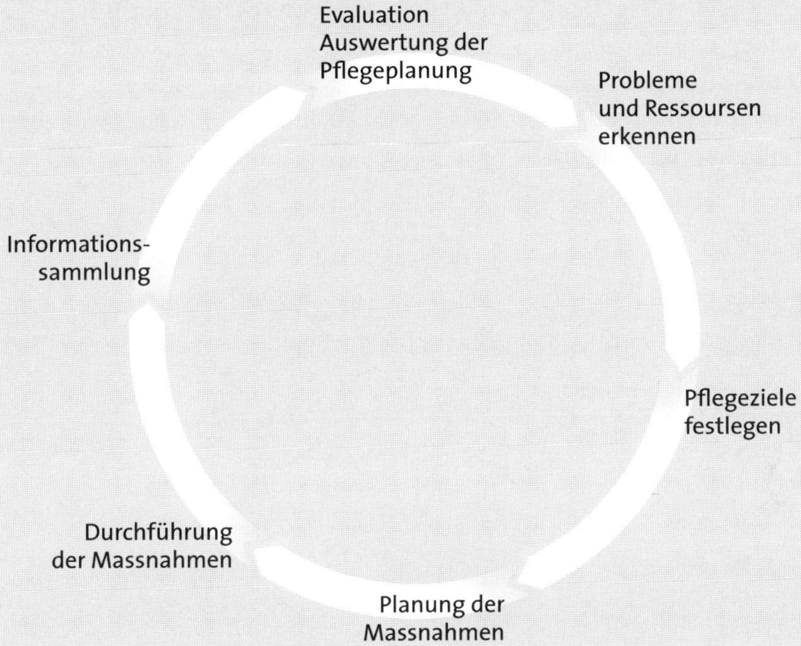
Evaluation
Auswertung der
Pflegeplanung
Probleme
und Ressoursen
erkennen
Pflegeziele
festlegen
Planung der
Massnahmen
Durchführung
der Massnahmen
Informations-
sammlung

Unserer Erfahrung nach stimmt diese Beschreibung auch mit der aktuellen Anwendung in der Praxis überein. Im Fachdiskurs gibt es allerdings viel Kritik am Pflegeprozess. Dieser kritische Diskurs wurde vor allem in den ersten Jahren dieses Jahrhunderts in Fachzeitschriften geführt. Dabei wurde der Pflegeprozess als ein reduktionistischer, mechanistischer Problemlöseprozess beschrieben, der vielleicht für die Autoindustrie passe, aber nicht geeignet sei, dem Menschen in seiner Ganzheit und Dynamik zu begegnen und ihn zu verstehen (Fischbach 2001). Zudem würde man sich bei der Arbeit viel zu sehr auf die Methode fokussieren und nicht auf den Inhalt, der Beziehungsprozess gehe dabei verloren (Seidl 2012). Aber gerade diese dem Beziehungsprozess zuzuordnenden interaktiven, unterstützenden und sozialen Fähigkeiten stufen Patientinnen und Patienten in mehreren Studien als die wichtigsten Fähigkeiten der Pflegenden ein (Müller-Staub 2001).

Mittlerweile scheint dieser Diskurs in der einschlägigen Fachliteratur so nicht mehr geführt zu werden, aber in der Praxis gibt es ihn immer noch. Es gibt auch Versuche, diesen Begleitprozess stärker an der Interaktion zwischen der betroffenen Person und der Fachperson auszurichten. So beschreibt Berta SCHREMS (2013) den pflegediagnostischen Prozess als einen hermeneutischen Zirkel, also als einen sich immer weiterentwickelnden und gegenseitig beeinflussenden Interpretations- und Verstehensprozess zwischen der betreffenden Person und der Fachperson (Abb. 2).

Abbildung 2 Der pflegediagnostische Prozess als hermeneutischer Zirkel

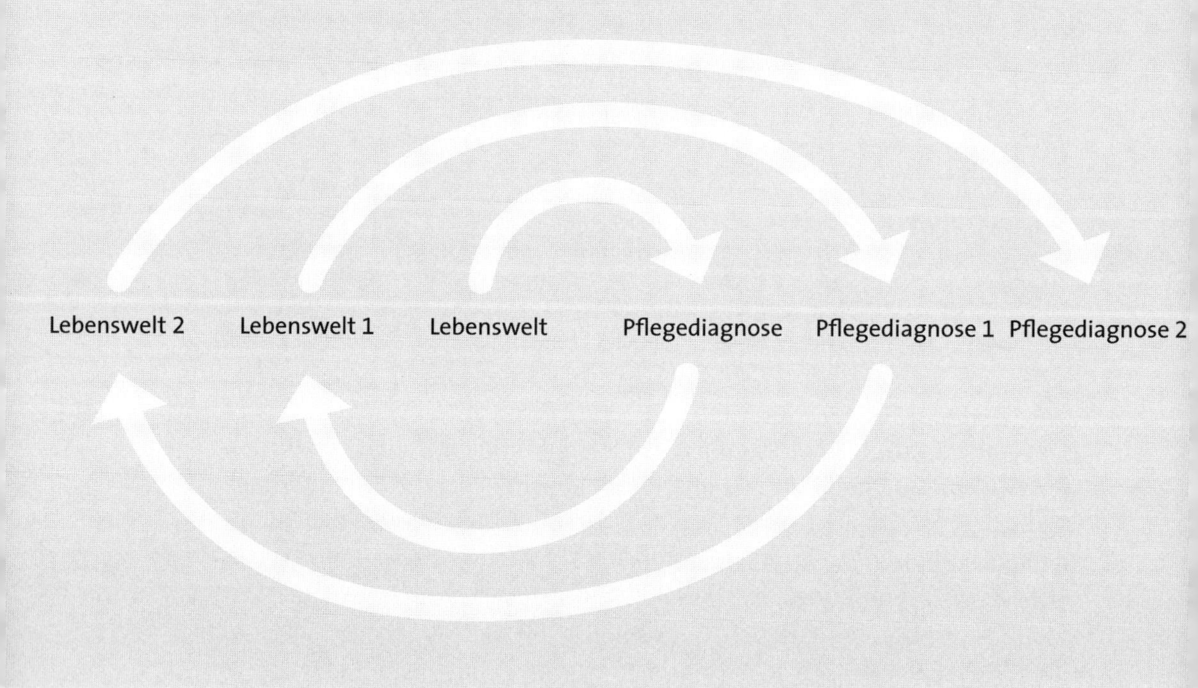

Aus dem ersten Bericht der betroffenen Person wird von der Fachperson eine erste Diagnose als Hypothese gebildet. Diese erste Diagnose wird mit weiteren Erzählungen und Berichten der begleiteten Person abgeglichen und immer weiterentwickelt. Dabei verändert sich nicht nur die Pflegediagnose, auch die Lebenswelt der Person ändert sich

durch den Austausch mit der Fachperson und durch ihre Rückmeldungen.
Der Begleitprozess der erfahrungsfokussierten Beratung läuft ähnlich ab. Die Sichtweisen und Erfahrungen der betreffenden Personen stehen dabei im Zentrum. Die erfahrungsfokussierte Beratung ist ein sich immer weiterentwickelnder, gemeinsam auszuhandelnder Prozess der begleiteten und begleitenden Personen.
Während es aber bei der Pflegediagnostik, auch bei Schrems, vor allem darum geht, dass die Fachperson ein möglichst umfassendes Verständnis der Situation und der Erlebenswelt der betroffenen Person entwickelt, so hat die erfahrungsfokussierte Beratung ein anderes Ziel. Es geht darum, dass sowohl die Fachperson als auch die Stimmenhörerin die Stimmen- und Lebenserfahrungen besser kennenlernen und verstehen, damit die Stimmenhörerin weitere Schritte in Richtung Recovery unternehmen kann. Der Fokus der Fachperson liegt also darauf, ihre Sichtweise, ihre Erfahrungen und Kompetenzen der begleiteten Person quasi wie einen Spiegel zur Verfügung zu stellen. Es geht explizit nicht darum, dass die Fachperson ihre Einsichten der zu begleitenden Person vorgibt oder vermittelt. Die Sicht der Fachperson sollte immer nur ein Angebot bleiben. Die Diagnose als letztendliches Produkt der fachlichen Einschätzung wird also uninteressant.
Um diese Gedanken zu verdeutlichen, werden nachfolgend einige uns wichtige Grundsätze der erfahrungsfokussierten Beratung zusammenfassend dargestellt. Sie sind von konstruktivistischen, kommunikationstheoretischen Aspekten beeinflusst (Watzlawick 1983; Watzlawick u.a. 2011), wie dies bei einigen anderen Beratungsformen, z.B. der lösungsorientierten Kurzzeitberatung, auch der Fall ist. Vor allem gründen sie auf eigenen Erfahrungen aus Beratungs- oder Begleitprozessen, aber auch auf Erfahrungen vieler anderer, nicht zuletzt auf dem Austausch mit Erfahrungsexpertinnen und -experten aus der Stimmenhörbewegung. Sicherlich spielen auch Kernelemente des Recoveryansatzes sowie eine Personen- und Prozessorientierung eine Rolle, die Partizipation und Wahlfreiheit der begleiteten Person betonen. Diese Grundsätze können Fachpersonen helfen, sich ihre Position und ihre Einstellungen im Rahmen des Begleitprozesses immer wieder bewusst zu machen und sie zu reflektieren.

Einige Grundsätze der erfahrungsfokussierten Beratung

- **Der volle Umfang der Erlebenswelt einer Person kann, wenn überhaupt, nur dieser einen Person zur Verfügung stehen. Die begleitete Person ist somit immer die Expertin ihrer selbst und ihrer Erfahrungen.**
- **Kommunikation ist immer Reduktion. Durch verbale wie auch nonverbale Kommunikation kann nur ein Teil der Erlebenswelt der Person für Außenstehende sichtbar werden. Deshalb ist die Fachperson als außenstehende Person diesbezüglich immer in der Position des »Unwissenden«.**
- **Die Sprache, die eine Person spricht, hat viel mit ihrer Geschichte und ihrer Erlebenswelt zu tun und macht für sich betrachtet Sinn, auch wenn sie für Außenstehende vielleicht nicht immer sofort verständlich ist. Die Sprache in der Beratung sollte dementsprechend möglichst immer die der betroffenen Person sein.**

Das traditionelle Verständnis des Pflegeprozesses kann also nicht einfach auf die erfahrungsfokussierte Beratung übertragen werden. In der erfahrungsfokussierten Beratung geht es eher um einen Prozess, der von Lebensweltorientierung, Reflexion, Dynamik und Entwicklung geprägt ist. Die Fachperson übernimmt hier die Rolle einer »unwissenden«, beratenden oder begleitenden Person, die eigene Erfahrungen, Sichtweisen und Kompetenzen der begleiteten Person zur Verfügung stellt. Wie im Pflegeprozess gibt es aber auch im Begleitprozess der erfahrungsfokussierten Beratung verschiedene Phasen oder Stadien. Diese werden in der Folge genauer beschrieben.

Assessment: Informationssammlung

Bevor man beginnt, Informationen zu sammeln, muss die Fachperson an einer Atmosphäre arbeiten, in der die begleitete Person zunehmend ihre Angst verliert, offen zu sprechen. Fühlt die Person sich nicht sicher, fühlt sie sich nach wie vor bedroht oder ist in einer emotional belastenden Situation, muss sich als Erstes die Situation ändern. Ohne das subjektive Gefühl der Sicherheit wird sich die stimmenhörende Person nicht den oft als bedrohlich erlebten Stimmen oder schwierigen, traumatischen

Lebensthemen stellen. Sie würde Angst haben, dass es sie überfordern könnte.

Es kommt also darauf an, zu Beginn über mögliche Ängste im Hinblick auf den Beratungsprozess zu reden und auch im Laufe der Beratung immer wieder auf eventuelle Ängste einzugehen. Viele Stimmenhörende haben in ihrem Leben und nicht zuletzt auch in psychiatrischen Einrichtungen schwierige, oft traumatisierende Erlebnisse erfahren, über die sie wenig oder gar keine Kontrolle hatten (READ u.a. 2005; VARESE u.a. 2012). Deshalb ist es von besonderer Wichtigkeit, dass sie möglichst durchweg das Gefühl haben, selbst kontrollieren zu können, wie viel oder wie wenig sie jeweilig sagen und wann sie sich auf den Arbeitsprozess einlassen wollen (HERMAN 1994). Die Fachperson ermutigt und ermöglicht den Prozess lediglich, der erst dann beginnen sollte, wenn die Stimmenhörerin signalisiert, dass sie sich trotz eventueller Angst auf diesen Prozess einlassen möchte.

Gleichzeitig müssen Fachpersonen sich bewusst machen, dass viele Stimmenhörende darauf warten, endlich einmal offen über ihre Stimmenerfahrungen reden zu können. Hier kann es helfen, auf die Erfahrungen anderer Stimmenhörender mit der Beratung zu verweisen. Die Ängste selbst sind oft mit Validierung und Ermutigung in Grenzen zu halten. Sie bestehen meistens darin, dass die stimmenhörende Person befürchtet, pathologisiert oder nicht ernst genommen zu werden.

Wenn eventuelle Ängste ausgeräumt sind, macht es erfahrungsgemäß Sinn, mit dem Maastrichter Interview zu beginnen. Obwohl das Maastrichter Interview auf den ersten Blick wie eine Art stimmenspezifisches Anamneseinstrument anmutet, sollte es zunächst einmal als ein Mittel für ein normalisierendes strukturiertes Gespräch über die Stimmen verstanden werden. Es gilt, gemeinsam in die Erfahrungswelt der stimmenhörenden Person einzutauchen und die Stimmenerfahrung im sozialbiografischen Lebenskontext einzuordnen. Das Maastrichter Interview sollte keinesfalls dazu dienen, irgendeine psychische Krankheit oder ein psychologisch definiertes Problem aufzudecken.

Ein Ziel des Interviews ist es, die gesammelten Informationen als Basis für ein späteres Stimmenkonstrukt zu nutzen. Mit dem Stimmenkonstrukt soll dann versucht werden, die Frage zu beantworten, auf wen oder was die Stimmen im Lebenskontext der Person möglicherweise verweisen. Es geht also letztlich darum, einen möglichen Sinn und Zweck der Stimmen zu entschlüsseln.

Erfahrungsgemäß kann schon die Durchführung des Maastrichter Interviews als eine Intervention erlebt werden, da sich hier die Stimmenerfahrung bereits zum Positiven verändern kann. Stimmen können in diesem Prozess z. B. leiser oder freundlicher werden. Sie können auch positiver verstanden werden und damit weniger Leid verursachen.
Beim Maastrichter Interview geht es nicht so sehr um die Entdeckung einer Ursache des Stimmenhörens, auch wenn es natürlich hilfreich sein kann, Lebensverbindungen zu den Stimmen herzustellen. Vielmehr geht es darum, zu fragen, worauf die Stimmen auch im Hier und Jetzt als anzugehende Aufgabe hinweisen. Zum Beispiel könnte eine Stimme immer gerade dann sehr bestimmt oder frustriert und wütend auftreten, wenn die stimmenhörende Person selbst gerade ihre eigenen Grenzen nicht besonders achtet oder die Achtung ihrer Grenzen von anderen nicht einfordert. Vielleicht hat die Person nicht ausgedrückt, wie wütend sie eigentlich gerade ist, sodass die Stimme dann sehr wütend auf sie oder andere schimpft. Eine mögliche Lektion für die stimmenhörende Person wäre, ihre eigenen Grenzen besser zu setzen oder ihren Ärger besser auszudrücken. Auf diese Weise werden die Stimmen von einer vormals scheinbar nicht verstehbaren und damit psychotischen zu einer verstehbaren und damit beeinflussbaren Größe.

⚠ Auch wenn Stimmen oft auf bestimmte Situationen wie Ärger, Wut oder ein Überschreiten der eigenen Grenzen reagieren, so soll dies nicht heißen, dass Stimmen einfach nur einen psychologisch erklärbaren Ausdruck dieser Schwierigkeiten darstellen. Die Stimmen werden oft viel vielschichtiger erlebt, und dies sollte anerkannt werden. Ein besseres Verständnis dieser Komplexität erlaubt an dieser Stelle vielleicht die Erinnerung an Situationen, in denen man selbst verärgert oder erfreut war. Es wäre nicht ungewöhnlich, wenn diese Erinnerungen mit bestimmten Situationen oder Personen verbunden sind. Das heißt aber noch lange nicht, dass dies alles ist, wofür diese Person und die gesamte Beziehung zu dieser Person steht. Ähnlich kann es sich auch mit den Stimmen verhalten. Gleichzeitig kann es trotzdem vorkommen, dass die Wutstimme oder die Grenzenstimme verstummen oder sich in dem Maße seltener zu Wort melden, in dem die stimmenhörende Person lernt, ihre Wut mehr auszudrücken und ihre Grenzen zu setzen.

Assessmentinstrumente

Bevor wir die für die erfahrungsfokussierte Beratung geeigneten Einschätzungsinstrumente beschreiben, müssen wir etwas ausholen, um die Möglichkeiten und Grenzen erklären zu können.

In der Psychiatrie können Assessmentinstrumente grundsätzlich in zwei verschiedene Gruppen eingeteilt werden: Fremd- und Selbsteinschätzungsinstrumente. Die meisten dieser Instrumente kommen aus der Medizin oder der Psychologie. Viele dienen entweder der Klärung, Feststellung oder Bestätigung von Störungen, Symptomen oder Diagnosen, oder sie »messen« die Ausprägung des Leidens oder der Probleme. In der Forschung werden zumeist dieselben Instrumente wie in der klinischen Praxis benutzt. Hier dienen sie im Regelfall der Überprüfung oder der Messung von Ergebnissen. Es kann z. B. gefragt werden, ob die Ausprägung einer Krankheit oder eines Symptoms sich verbessert oder verschlechtert hat. Es ist klar, dass eine geringere Intensität oder Frequenz von Stimmen im Regelfall als Zeichen der Besserung betrachtet wird. Oft ist der Fokus bei diesen Instrumenten auf Probleme, Symptome oder auf für die Person negative Aspekte gerichtet, z. B. auf die Messung von Angstdimensionen (Hamilton 1959), Depression (Beck u. a. 1988), Suizidalität oder Leidensdruck. Gerade in der Psychologie werden aber auch andere Aspekte als wichtig erachtet, z. B. Lebensqualität (Radoschewski 2000), Selbstwirksamkeit (Bandura 1977) oder Selbstwert. In den letzten Jahren sind auch Instrumente entwickelt worden, die sich stärker an entwicklungs-, hoffnungs- und ressourcenorientierten Konzepten ausrichten, die für das persönliche Recovery relevant sind. Andresen u. a. (2006) haben z. B. ein Instrument geschaffen, mit dem man darstellen kann, in welchem Recoverystadium sich eine Person befindet.

Wenn in der erfahrungsfokussierten Beratung von Menschen, die Stimmen hören, Assessmentinstrumente angewandt werden, dann ist es gut, wenn diese einerseits die begleitete Person beim Einordnen und Verstehen des Stimmenhörens unterstützen und andererseits das Erkennen von Veränderungen bezüglich der Stimmen erlauben. Die vorliegenden Einschätzungsinstrumente zum Thema Stimmenhören oder akustische Halluzinationen beruhen meist auf eher defizitorientierten Konzepten oder auf medizinischen Krankheitsmodellen. Daher wird es die Leserinnen und Leser nicht erstaunen, dass sich die meisten Instrumente aus unserer Sicht nicht oder nur sehr eingeschränkt in der direkten Arbeit mit stimmenhörenden Menschen nutzen lassen. Trotzdem werden hier zu Beginn zwei sehr gebräuchliche Instrumente kurz vorgestellt, weil man nur kritisieren kann, was man auch kennt. Anschließend werden die Psychotic Symptom Rating Scales (PSYRATS) (Haddock u.a. 1999; Haddock 2009) als mögliches Einstiegs- und Evaluationsinstrument beschrieben. Bevor wir ausführlicher auf das Maastrichter Interview (Romme & Escher 2013) als zentrales Instrument der erfahrungsfokussierten Beratung eingehen, werden außerdem einige Instrumente der Selbsteinschätzung vorgestellt, die stimmenhörende Personen als hilfreich erleben könnten.

Beim Einsatz aller Einschätzungsinstrumente ist darauf zu achten, dass dieser natürlich mit Zustimmung der Stimmenhörenden geschehen sollte und für sie keine Überlastung mit sich bringen darf. Wichtiger als die Anwendung solcher Instrumente ist die gemeinsame Arbeit. Sie sind eher als Einladung zu sehen, über die verschiedenen Elemente ins Gespräch zu kommen.

Auch sollte man im Auge behalten, dass der Umgang mit den Stimmen oft so viel Kraft in Anspruch genommen und gebunden hat, dass die Stimmenhörerfahrung eine Auswirkung auf sehr viele Aspekte des Lebens hat. Daher ist es auch gut, nach Veränderungen in den verschiedensten Lebensgebieten Ausschau zu halten, die von der Stimmenhörerin als besonders belastet angesehen werden.

Die Brief Psychiatric Rating Scale (BPRS)

Autoren → Overall & Gorham (1962); 24-Item-verankerte Version (Lukoff u.a. 1986; Ventura u.a. 1993).

Was wird gemessen und wie? → Die BPRS wurde ursprünglich vor allem für erwachsene hospitalisierte psychiatrische Patienten entwickelt, von denen die meisten eine Diagnose der Schizophrenie erhalten hatten. Die BPRS misst das allgemeine Ausmaß der psychischen Störung anhand der Dimensionen Angst und Depression, Anergie (emotionale Abflachung, Zurückgezogenheit u.a.), Positivsymptome (akustische Halluzinationen, Denkstörung u.a.), Aktivierung, Feindseligkeit und Misstrauen. Das Ausmaß der Halluzinationen wird bei der BPRS anhand der folgenden Beschreibung eingeschätzt: »Wahrnehmungen ohne entsprechende normale äußere Reize. Bewerten Sie nur solche Ereignisse, […] die sich, so wie sie beschrieben werden, deutlich vom Denken und von der Vorstellung Normaler abhebt.«

Wie erfolgt die Einschätzung? → 18 (BPRS) bzw. 24 (BPRS-E) Aussagen (Items) werden anhand einer siebenstufigen Skala vorgenommen, die von »nicht vorhanden« bis »extrem stark« reicht.
Bedeutung für die erfahrungsfokussierte Beratung → Nicht geeignet, weil Stimmen als ein abnormes Phänomen bewertet werden. Außerdem erfolgt nur eine Fremdeinschätzung, also ausschließlich eine Bewertung durch eine Fachperson.

Positive and Negative Syndrome Scale (PANSS)

Autoren → Kay, Fiszbein & Opler (1987).
Was wird gemessen und wie? → Erfassung der Psychopathologie von Menschen, die eine Diagnose der Schizophrenie erhalten haben. Die Symptome sind in drei Skalen unterteilt, die Positivskala (Halluzinationen u. a.), die Negativskala (Affektverarmung, emotionale Isolation u. a.) und die psychopathologische Globalskala (Angst, Schuldgefühle u. a.). Die Halluzinationen werden darin als Äußerungen oder Verhalten beschrieben, die auf Wahrnehmungen hindeuten, die nicht durch externe Stimuli erzeugt werden und sich im akustischen, visuellen, olfaktorischen und im somatischen Bereich zeigen. Grundlage der Bewertung: sprachliche und nonverbale Äußerungen wie auch Berichte des Betreuungspersonals oder der Familie über das Verhalten (vgl. PANSS, deutsche Version, S. 2; z. B. abrufbar auf http://www.bli.uzh.ch/Left07b.php).
Wie erfolgt die Einschätzung? → Dreißig Symptome erden anhand einer siebenstufigen Skala von »nicht vorhanden« bis »extrem ausgeprägt« bewertet.
Bedeutung für die erfahrungsfokussierte Beratung → Nicht geeignet, weil Stimmen als ein Krankheitssymptom bewertet werden. Auch hier erfolgt nur eine Fremdeinschätzung durch eine Fachperson aufgrund eigener Annahmen und Interpretationen der Aussagen anderer.

Psychotic Symptom Rating Scales (PSYRATS)

Autoren → Haddock, McCarron, Tarrier & Faragher (1999); Haddock (2009).
Was wird erfasst und wie? → Die PSYRATS bestehen aus zwei Skalen. Die eine erfasst den Wahn, die andere akustische Halluzinationen bei Menschen mit einer psychiatrischen Diagnose. Alternativ empfehlen wir hier, anstelle von Wahn von nicht geteilten oder alternativen Realitäten zu sprechen und von Stimmenhören anstelle von akustischen Halluzi-

nationen. Das Stimmenhören wird in den folgenden elf Dimensionen erfasst:

Häufigkeit: Wie oft hören Sie Stimmen? Jeden Tag, den ganzen Tag, usw.

Dauer: Wenn Sie Stimmen hören, wie lange halten sie an: einige Sekunden, Minuten, Stunden, den ganzen Tag?

Ort: Wenn Sie Stimmen hören, von wo scheinen sie zu kommen? Innerhalb des Kopfes oder außerhalb des Kopfes?

Lautstärke: Wie laut sind die Stimmen? Sind sie lauter als Ihre, genauso laut oder leiser?

Vorstellungen über die Ursache der Stimmen: Was meinen Sie hat Ihre Stimme hervorgerufen? Werden die Stimmen von Faktoren hervorgerufen, die Sie selbst oder ausschließlich andere Leute oder Faktoren betreffen?

Das Ausmaß negativer Inhalte der Stimmen: Äußern Ihre Stimmen unangenehme oder negative Dinge?

Grad negativer Inhalte: Wenn Sie die Inhalte bewerten sollten, von »keine bedrohenden oder negativen Inhalte« bis zu »persönlicher Bedrohung«, wo würden Sie Ihre Stimmen einordnen?

Höhe der Belastung: Belasten Sie die Stimmen? Wie viel Ihrer Zeit nehmen sie in Anspruch?

Intensität der Belastung: Wenn die Stimmen belastend sind, wie belastend sind sie?

Lebensbeeinträchtigung: Wie stark wird Ihr Leben durch die Stimmen beeinträchtigt?

Kontrollierbarkeit der Stimmen: Denken Sie, dass Sie irgendwie kontrollieren können, wann Ihre Stimmen kommen?

Hinzukommt noch eine optionale beschreibende Auflistung der Anzahl, grammatikalischen Form und des Geschlechts der Stimmen.

Wie erfolgt die Einschätzung? → Im Verlauf eines semistrukturierten Interviews werden die Erfahrungen der stimmenhörenden Person in Bezug auf die letzte Woche erfasst. Bei den Fragen nach den Ursachen sowie nach der Lautstärke der Stimmen sollte allerdings die momentane Einschätzung der Person erfragt werden. Die Einschätzungen erfolgen jeweils auf einer Skala von 0 bis 4 (0 = kein bzw. der schwächste Ausprägungsgrad; 4 = der stärkste Ausprägungsgrad).

Bedeutung für die erfahrungsfokussierte Beratung → Die PSYRATS (Stimmenhörenskala) ist gut einsetzbar, da die Einschätzung durch die betroffenen Personen erfolgt und es vor allem um eine differenzierte

Beschreibung des Stimmenhörens geht. Die PSYRATS kann dabei helfen, über die Stimmen ins Gespräch zu kommen. Sie kann auch wiederholt eingesetzt werden, um Veränderungen der Stimmen im Verlauf des Beratungsprozesses zu erfassen.

Bewährte Selbsteinschätzungsinstrumente

Wir werden nun kurz eine Reihe von Messinstrumenten vorstellen, die von Stimmenhörenden als hilfreich erlebt werden können. Nicht jedes dieser Instrumente wird in der Psychoseforschung und -arbeit regelmäßig angewandt. Da manche Stimmenhörende sie aber schätzen und die erfahrungsfokussierte Beratung sich an dem Erleben der begleiteten Personen orientiert, ist die Nutzung eines der folgenden Instrumente durchaus zu erwägen.

Die Hospital Anxiety and Depression Scale → (HADS; Zigmond & Snaith 1983) erfasst Angst und Depressionserfahrungen. Die Skala wurde ursprünglich für den Einsatz außerhalb psychiatrischer medizinischer Einrichtungen entwickelt und zum Beispiel in der allgemeinen Gesundheitsforschung genutzt. Da sie leicht und schnell auszufüllen ist, wurde sie in den letzten Jahren immer häufiger in psychiatrischen Studien angewandt und evaluiert.

Die Schizophrenia Quality of Life Scale-R4 → (SQLS-R4; Oxford Outcomes 2004) hilft, einen Überblick über Veränderungen der Lebensqualität zu erlangen. Die abgefragten Elemente sind grundsätzlich nicht nur für Menschen relevant, die die Diagnose Schizophrenie erhalten haben. Auch Menschen mit anderen psychiatrischen Diagnosen können sie mit Gewinn ausfüllen.

Der Questionnaire about the Process of Recovery → (QPR; Neil u.a. 2009) ist ein Fragebogen, der gemeinsam mit recovernden und recoverten Menschen mit Psychoseerfahrung entwickelt wurde. Er erfragt Änderungen in intra- und interpersonalen Elementen des Recoveryprozesses.

Das Maastrichter Interview

Autoren → Romme & Escher (2013).

Was wird erfasst und wie? → Das Maastrichter Interview erstreckt sich über zwölf Themengebiete, die im Laufe der Interviews erfragt werden.

Die Art der Erfahrung: Wie ist es für Sie, Stimmen zu hören? Wie viele Stimmen hören Sie? Sind es Geräusche oder Stimmen? Können sie auch von anderen gehört werden? Woher kommen sie?

Eigenschaften der Stimmen: Anzahl der Stimmen? War diese immer gleich? Hat sie sich verändert? Haben die Stimmen einen Namen oder gehören sie einer Person? In welchem Ton und wie oft sprechen sie?
Persönliche Stimmenhörgeschichte: Was passierte gerade in Ihrem Leben, als die Stimmen das erste Mal aufgetreten sind? Gibt es Verbindungen zwischen diesen Ereignissen und Ihren Stimmen?
Auslöser der Stimmen: Was kann die Stimmen auslösen? Welche Gefühle werden durch die Stimmen ausgelöst?
Was die Stimmen sagen: Gibt es freundliche Stimmen? Gibt es negative Stimmen? Über welche Themen oder Inhalte sprechen die Stimmen?
Theorien über die Stimmen: Welche Erklärungen haben Sie für die Stimmen?
Auswirkungen der Stimmen: Wie beeinflussen die Stimmen Ihre Person? Wie nehmen Sie die Stimmen wahr, eher positiv oder negativ? In welchen Bereichen des Lebens?
Gleichgewicht der Beziehung: Können Sie die Stimmen beeinflussen? Wenn Ja, wie? Wer hat die Oberhand? Ist eine Kommunikation mit den Stimmen möglich?
Bewältigungsstrategien: Welche kognitiven Strategien wie Wegschicken, Ignorieren oder Zuhören kennen Sie? Welche Verhaltensstrategien wie etwas unternehmen, jemand anderen kontaktieren, sich ablenken nutzen Sie? Welche körperlichen Strategien wie Entspannungsübungen, Medikamente, Alkohol oder Drogen sind Ihnen vertraut?
Kindheitserfahrungen: Wie verlief die Kindheit? Gab es traumatische Erfahrungen? Wie steht es um positive Erinnerungen?
Behandlungsgeschichte: Erstellen eines stichpunktartigen chronologischen Berichts über die bisherige Behandlung. Mit welchen Fachpersonen konnten Sie schon über die Stimmen sprechen? Wie zufrieden sind Sie mit der bisherigen Behandlung? Gab es alternative Behandlungsmethoden?
Soziales Netzwerk: Erzählen Sie von Personen aus Ihrem sozialen Umfeld, die Ihnen wichtig sind. Was wissen diese Personen über Ihre Stimmen und wie verhalten sie sich dazu?
Fragen: Haben Sie noch irgendwelche Fragen?
Die vollständige Version des Maastrichter Interviews finden Sie im Downloadbereich des Buches.

Wie erfolgt die Einschätzung? → Das Maastrichter Interview stellt einen halbstrukturierten Interviewleitfaden dar, den die Fachperson, je nach Präferenz der begleiteten Person, sowohl informell in ein Gespräch einfließen lassen als auch eher formell mit der Person gemeinsam ausfüllen kann. Wenn es gut läuft, kann und sollte das Interview nicht mehr als zwei bis vier Sitzungen von ca. einer halben bis einer Stunde in Anspruch nehmen, da es nicht nur um ein gutes Gespräch über die Stimmenerfahrung geht, sondern auch die Grundlage für das spätere Konstrukt erstellt werden soll. Wenn die Stimmenhörerin es vorzieht, langsam voranzugehen, kann es auch häufigere und kürzere Treffen für das Interview benötigen.

Bedeutung für die erfahrungsfokussierte Beratung → Das Maastrichter Interview ist eine »Kernintervention« der erfahrungsfokussierten Beratung. Im Gegensatz zu anderen Instrumenten basiert dieser Fragebogen auf den Berichten von Stimmenhörenden, die von ihnen als relevant betrachtete Merkmale und Auswirkungen ihrer Stimmen enthalten. Der Fragebogen wurde in der Praxis erprobt, überarbeitet und angepasst. Ziel ist es, über ein normalisierendes Gespräch das Stimmenhören im Lebenskontext der Person gemeinsam umfassend zu erforschen.

Im Gespräch sollte die beratende Person ein völlig offenes, nicht medizinisches, pathologisches oder problematisierend wertendes Interesse an den Stimmen zeigen, um ihr Gegenüber zu ermutigen, über seine Stimmen zu sprechen. Die Fachperson sollte der begleiteten Person das Gefühl geben, anerkennt zu werden, sicher zu sein und ernst genommen zu werden. Wenn es gelingt, respektvoll mit der Stimmenerfahrung umzugehen, scheint dies oft den Weg dafür zu ebnen, mit den Stimmenhörerinnen und -hörern gegen Ende des Maastrichter Interviews auch über schwierige, z. B. traumatische Lebenserfahrungen, sprechen zu können.

Zur Erinnerung: In der Arbeit mit Stimmenhörenden sollte immer die von der begleiteten Person gewählte Sprache und Ausdrucksform leitend sein. Interpretationen der Informationen durch die beratende Person sind genauso wie das Verwenden medizinischer oder psychologischer Fachbegriffe zu vermeiden. Auch darf nicht vergessen werden, dass das Interview nicht in erster Linie dem besseren Verständnis des Interviewers dient. Vielmehr geht es darum, dass Stimmenhörende die mögliche Bedeutung und möglichen Funktionen ihrer eigenen Stimmen besser verstehen lernen.

Gemeinsam Ziele festsetzen

Stellen Sie sich vor, einer Ihrer Klienten würde Ihnen auf die Frage, was denn sein Ziel sei, antworten, er wolle auf den Mond fliegen. Was würden Sie ihm sagen? Wie würde diese Antwort im Team eingeschätzt und diskutiert werden?

In der Pflege ist die Definition von Zielen ein wichtiger Teil des Pflegeprozesses. Ihr Erreichen oder Nichterreichen bestimmt das pflegerische Handeln. Dabei geht es darum, zu erkennen, ob sich ein Problemzustand oder -verhalten einer Person (Ist-Zustand) zum Ziel hin (Soll-Zustand) verändert (ABDERHALDEN 2011). Dies impliziert, dass das Ziel und das Problem in einem engen Zusammenhang stehen. Pflegeziele beziehen sich jedoch nicht nur auf die Klientinnen und Klienten, sie hängen auch eng mit der Pflegeperson und ihrer Arbeit zusammen (Wirksamkeit der Intervention, Grad der Umsetzung, vgl. STEFAN u. a. 2013).

Unsere eigenen Erfahrungen aus der Arbeit mit Menschen, die psychiatrische Unterstützung bekommen, zeigen, dass diese nicht selten auch ein kritisches Verhältnis zu Zielen haben. Im Rahmen psychiatrischer Behandlung erleben viele Klientinnen und Klienten das Definieren von Zielen als einen Akt, bei dem sie wenig einbezogen werden, sodass die definierten Ziele oft nur wenig mit ihren eigenen Zielvorstellungen zu tun haben. Gerade Menschen, die länger psychiatrische Hilfen in Anspruch nehmen müssen, scheinen sich nicht selten von jeglichen Zielen und Träumen für die Zukunft verabschiedet zu haben und sich vor allem darauf zu konzentrieren, bestmöglich mit den momentanen Lebensproblemen zurechtzukommen. Weil sie oft Scheitern und Fremdbestimmung erleben mussten, auch durch Fachleute, haben sie nicht selten aufgegeben, für eigene Ziele und Ideen einzustehen, stattdessen orientieren sie sich an den Empfehlungen der Fachpersonen. Auf diese Weise bestätigen sie das traditionelle Rollenverständnis der Fachperson als Wissens- und Entscheidungsträgerin bei der Unterstützung von Menschen mit psychischen Problemen.

Wir möchten mit Maja STORCH (2009) nun zwei Dingen nachgehen:

- wie ein Ziel gefunden werden kann, das von der betroffenen Person selbst auch wirklich angestrebt wird;
- wie das Ziel formuliert werden muss, damit seine Erreichung auch überprüft werden kann.

Wir finden diesbezüglich ein paar Anleihen aus den Bereichen der Psychologie, des Coachings und der Beratung hilfreich.

Die Smart-Regel

Für eine konkrete Definition und Planung eines Ziels schlagen wir die bekannte Smart-Regel vor, die auf die von LOCKE und LATHAM (2002) entwickelte Zielsetzungstheorie zurückgeht. Das Akronym SMART leitet sich aus den folgenden englischen Wörtern ab, die beschreiben, wie Ziele sein sollen, nämlich so:

Specific → spezifisch, auf die jeweilige Situation und Person bezogen.
Measurable → messbar.
Attractive → von der entsprechenden Person als attraktiv angesehen.
Realistic → realistisch, d. h. von der entsprechenden Person erreichbar oder umsetzbar.
Time bound → in einen bestimmten Zeitrahmen erreichbar.

Ein Ziel gilt nur dann als SMART, wenn diese Regeln berücksichtigt werden.

→ Frau S., die unter ihren Stimmen leidet und deshalb regelmäßig eine Stimmenhörgruppe besucht, fragt, ob sie selbst noch etwas tun kann. Ihre Bezugsbetreuerin schlägt ihr das Arbeitsbuch »Stimmenhören verstehen und bewältigen« vor (COLEMAN & SMITH 2007). Frau S. will den Vorschlag aufgreifen, und ihre Bezugsbetreuerin fragt sie, ob sie schon eine Idee hat, wann sie sich Zeit für das Buch nehmen will und wie viele Seiten sie in dieser Zeit wohl schaffen wird. Nachdem sie verschiedene Wochentage und Zeiten durchgesprochen haben, entscheidet Frau S. sich: »Ich werde in der nächsten Woche am Dienstag und Donnerstag nach dem Abendessen 30 Minuten am ersten Teil des Stimmenhörbuches (Arbeitsbuch) von Seite vier bis zehn arbeiten.«

So konkret und präzise definierte Ziele erhöhen die Wahrscheinlichkeit, dass Frau S. ihren Vorsatz auch umsetzt. <

Goal Attainment Scale

Die von KIRESUK und SHERMAN (1968) in erster Linie für die Evaluation von psychiatrischen Diensten entwickelte Goal Attainment Scale (GAS) gilt mittlerweile als ein etabliertes Instrument, das in den verschiedensten Bereichen des Gesundheitswesens eingesetzt wird. Die Ziele werden auf einer Zielerreichungsskala dargestellt (Abb. 3). Dabei geht es darum, das definierte Ziel in mehreren überprüfbaren Unterpunkten (Skalen) zu beschreiben, die eine bestimmte Spanne abdecken.

Abbildung 3 **Beispiel einer Goal Attainment Scale** (nach ELLENBERGER 2010)

Skala	Zielerreichung	Ziel: soziale Integration, weniger sozialer Rückzug	Datum	Datum	Datum	Datum	Datum
−2	0–24 %	A: Verbringt den Tag meistens im Zimmer. B: Nimmt nicht oder kaum an den Stationsaktivitäten teil. C: Hat sehr wenig Kontakt zu Mitpatienten.					
−1	25–49 %	A: Verbringt den Tag häufig im Zimmer. B: Nimmt kaum an den Stationsaktivitäten teil. C: Hat wenig Kontakt zu Mitpatienten					
0	50–74 %	A: Verbringt den Tag nur noch ab und zu im Zimmer. B: Nimmt an den Stationsaktivitäten teil C: Hat regelmäßig gute und erwünschte Kontakte zu Mitpatienten.					
+1	75–89 %	A: Verbringt den Tag häufig außerhalb des Zimmers. B: Nimmt häufig an den Stations aktivitäten teil. C: Initiiert selbst Kontakte und Aktivitäten					
+2	90–100 %	A: Verbringt den Tag meistens außerhalb des Zimmers. B: Nimmt sehr häufig an den Stationsaktivitäten teil. C: Hat sehr gute Kontakte, zeigt auch Freude daran.					

Ein leeres Formular finden Sie übrigens im Downloadbereich des Buches.
Auf der – 2-Skala werden Merkmale beschrieben, die zeigen, dass das Ziel nicht oder kaum (0 – 24 %) erreicht wurde. Bei der – 1-Skala sind Fortschritte sichtbar, aber das Ziel ist noch nicht mal zur Hälfte erreicht (25 – 49 %). Auf diese Weise geht es weiter, bis die +2-Skala beschreibt, wie es aussieht, wenn das Ziel fast oder ganz erreicht ist.
Die Überprüfungsmerkmale sollten immer von der begleiteten Person definiert und formuliert werden. Die Fachperson kann allenfalls die Aufgabe übernehmen, diese auf das Formular zu übertragen. Im weiteren Verlauf kann nun die Person selbst, aber natürlich auch die Fachperson, immer wieder anhand der Überprüfungskriterien einschätzen, wie weit eine Annäherung an die Ziele stattgefunden hat. Gelegentlich sollten die Überprüfungskriterien auf ihre Richtigkeit kontrolliert und Änderungswünsche übernommen werden.

Lösungsorientierung

Auch aus der der lösungsorientierten Kurzzeitberatung nach de Shazer und Dolan (2013) gibt es gute Impulse, wie die Arbeit mit Zielen angegangen werden kann. Wir orientieren uns hier an Kursunterlagen von Herren und Baumgartner (2008).
Schon das Grundverständnis der Rollen der beratenden wie der zu beratenden Person in der erfahrungsfokussierten Beratung ähnelt dem der lösungsorientierten Kurzzeittherapie. Die beratende Person nimmt gegenüber der zu beratenden Person die Rolle der »Unwissenden« ein. Sie geht davon aus, dass niemand die hilfesuchende Person besser kennen kann als die Person selbst. Die beratende Person kann ihre »Unwissenheit« nutzen, um Fragen zu stellen, die dem Gegenüber die Möglichkeit bieten, etwas Neues über sich zu erfahren, gerade weil man sich als »Experte in eigener Sache« eine solche Frage selbst vielleicht nicht stellen würde. Auch bei der Zielformulierung spiegelt sich diese Grundhaltung wider. Es kommt darauf an, die Ziele immer im Kontext der Lebenssituation der Person zu suchen und so zu definieren, dass sie in der Erlebenswelt der Person überprüfbar sind.
In Bezug auf den Kontext bedeutet dies, folgenden Fragen nachzugehen:

- In welcher Situation werden Sie was, wem gegenüber, wann, wie und wie lange tun, wenn Sie merken, dass Sie Ihr Ziel erreicht haben?

In Bezug auf das Erleben der Person, also die sinnesspezifische Konkretisierung der Ziele, bedeutet dies, folgenden Fragen nachzugehen:

- Welche Gedanken werden Sie sich konkret machen, wenn Sie Ihr Ziel erreichen?
- Welches Verhalten zeigen Sie dann genau?
- Was sehen Sie, fühlen, hören, riechen und schmecken Sie, wenn Sie gerade Ihr Ziel erreichen?
- Was sagen Sie zu sich selbst, wenn Sie Ihr Ziel erreichen?

Neben diesen beiden Hauptmerkmalen geht es bei der Zieldefinition außerdem darum, das Ziel

- positiv zu formulieren;
- im eigenen Kompetenz- und Verantwortungsbereich der Person zu finden;
- hinsichtlich der Herausforderung angemessen zu wählen;
- potenzielle negative Begleiterscheinungen oder Auswirkungen zu vermeiden.

Es ist wichtig, sich daran zu erinnern, dass die Grundannahme der lösungsorientierten Kurzzeitberatung die ist, dass der Prozess der Zielformulierung (der durchaus länger dauern kann) bereits Teil der Problemlösung ist. Das heißt, während dieses Problemlösungsprozesses wird der Zielzustand bereits in der Vorstellung vorweggenommen, bevor das Ziel in der Realität erreicht ist und erlebt werden kann.

Die Anregungen aus der lösungsorientierten Kurzzeitberatung können auch in der erfahrungsfokussierten Beratung helfen, den Fokus immer auf die jeweilige Person, ihr Erleben, ihr Umfeld, ihre Möglichkeiten und ggf. auch ihre Grenzen zu richten. Die Klientinnen und Klienten entscheiden dabei selbst, ob sie etwas als Unterstützung erleben oder nicht. Und sie definieren und formulieren ihre Ziele auch selbst.

Kommen wir noch auf die zu Beginn des Kapitels gestellte Frage zurück, wie wir auf den Wunsch eines Klienten reagieren können, der zum Mond fliegen möchte. Das Beispiel basiert auf einer wahren Geschichte.

Herr M. äußert schon seit der Pubertät den Wunsch, zum Mond zu fliegen. Oft wurde ihm schon entgegnet, ein solcher Wunsch sei Teil seiner Psychose oder zumindest nicht realistisch. Sein neuer Bezugsbetreuer geht einen anderen Weg. Er arbeitet mit ihm an konkreten ersten kleinen Schritten in die Richtung dieses Ziels. Dazu gehört z. B., wieder etwas

Sport zu treiben und das Lernen für die Schule wieder aufzunehmen. Schließlich gelingt es Herrn M., allein, frei und eigenständig eine Reise in eine andere Stadt zu machen. Seitdem spricht er nicht mehr so oft davon, zum Mond fliegen zu wollen. Sein Bezugsbetreuer denkt, dass dieser Wunsch Ausdruck seines Bedürfnisses nach Selbstständigkeit und Freiheit war.

Es ist wichtig, sich bei allen Zielen oder Wünschen daran zu erinnern, dass selbst geäußerte oder definierte Ziele für eine Person Sinn machen und in diesem Sinne auch realistisch sind. Wir können natürlich nicht versprechen, dass Klienten ihre Ziele erreichen werden. Wir können aber versprechen, dass wir unser Bestes geben, um sie auf dem Weg zu ihrem Ziel mit allen uns zur Verfügung stehenden Möglichkeiten zu unterstützen. Nicht mehr, aber auch nicht weniger.

Ziele formulieren

Stimmenhörende formulieren zu Beginn der Zusammenarbeit oft die Hoffnung und das Ziel, die Stimmen loszuwerden oder zumindest eine positive Änderung der Stimmen zu erreichen. Gelegentlich kann es auch vorkommen, dass Stimmenhörende gar kein Interesse daran haben, irgendetwas an ihrer Stimmenhörerfahrung zu ändern, obwohl sie nach wie vor psychiatrische Dienste in Anspruch nehmen und Stimmen augenscheinlich das Leben der Person weiter sehr bestimmen.
Zwar kann keine Beraterin, kein Berater versprechen, dass die Stimmen wirklich verschwinden werden, allerdings zeigt die Praxiserfahrung, dass Stimmen manchmal im Laufe der Arbeit wirklich gehen oder sich doch weniger häufiger zu Wort melden. Dies passiert aber im Regelfall erst dann, wenn die Stimmen das erreicht haben, was sie ursprünglich an Positivem für die stimmenhörende Person erreichen wollten. Was dies ist, gilt es im gemeinsamen Beratungsprozess herauszufinden. Die Beraterin kann dann z. B. in etwa folgendes Angebot machen:

STIMMENHÖRERIN: Ich möchte gerne meine Stimmen loswerden.
BERATERIN: Ich kann Ihnen nicht versprechen, dass die Stimmen verschwinden werden. Allerdings zeigen meine Erfahrungen – und die Erfahrungen anderer Beratender und Stimmenhörender – dass, wenn wir gemeinsamen versuchen, die Stimmen genauer zu verstehen, es oft leichter wird, mit ihnen umzugehen. Manche Leute berichten auch, dass einige oder alle Stimmen in diesem Prozess verschwinden, allerdings

ist das nicht das Ziel der Beratung. Wir schauen in erster Linie, ob wir gemeinsam ein besseres Verständnis und einen besseren Umgang mit den Stimmen erarbeiten können. <

Dieses Beispiel beschreibt nur einen kleinen, aber zentralen Baustein der gemeinsamen Zielformulierung. Das Gespräch sollte natürlich nicht nur förmlich die obige Kernbotschaft ausdrücken, sondern den jeweiligen individuellen Vorstellungen und Begrifflichkeiten angepasst werden.

Gelegentlich kommt es auch vor, dass Stimmenhörende sagen, dass sie zufrieden mit ihren Stimmen sind und nichts verändern möchten, obwohl die Stimmen augenscheinlich ihr Leben negativ beeinflussen. Zunächst einmal gilt es auch hier wieder, diesen Wunsch zu akzeptieren. Denn es ist durchaus denkbar und möglich, dass man auch eine gute Lebensqualität trotz und mit Stimmenhören haben kann (Romme u.a. 2009). Es kann aber auch sein, dass ein solcher Wunsch nicht den eigentlichen Wunsch der Stimmenhörerin ausdrückt, sondern auf Angst oder Resignation beruht. Einige haben so große Angst vor ihren Stimmen, dass sie sich nicht trauen, zu versuchen, auf sie Einfluss zu nehmen. Andere haben die Erfahrung gemacht, dass alle bisherigen Versuche, mit den Stimmen zurechtzukommen, gescheitert sind. Auch die Erfahrung, dass ein Sich-Öffnen eine Pathologisierung oder letztlich ein Nicht-ernst-genommen-Werden zur Folge hat, kann ein wichtiger Motivator sein, nicht mehr von den Stimmen zu erzählen. Viele Stimmenhörerinnen und -hörer haben jahrelange Erfahrung mit psychiatrischen Diensten, in denen sie oft nur bedingt Hilfe für den Umgang mit ihren Stimmen erfahren haben, sodass sie sich nicht mehr vorstellen können, dass sich daran noch etwas ändert. Sie haben gelernt, dass ein eher chronifiziertes Krankheitsdasein oder ähnlich reduziertes Leben alles ist, was sie vom Leben erwarten können. Ein freies und eigenständiges Leben scheint ihnen kaum mehr möglich, sie verbringen ihre Zeit größtenteils damit, irgendwie mit dem Inhalt und der Gegenwart der Stimmen klarzukommen. So bleibt ihnen kaum Zeit oder Energie für andere Dinge.

Dies entspricht natürlich nicht dem Leben, wie es sich die Stimmenhörenden früher vorgestellt haben, und an dieser Diskrepanz zwischen ursprünglicher Hoffnung und Wirklichkeit kann man gut anknüpfen. So kann man z.B. fragen, was die stimmenhörende Person sich im Idealfall für ihr Leben vorstellen würde, wenn denn wirkliche Veränderung wider Erwarten möglich wäre. Dabei kann das Erzählen von

Recoverygeschichten (ROMME u. a. 2009; HANSEN 2015) das Träumen über ein Vorankommen überhaupt erst wieder möglich machen. Auch das Recoverykonzept kann man erklären (vgl. S. 23 ff.). Hilfreich kann in diesem Zusammenhang etwa eine Mischung sein aus dem Zuruf von Ron COLEMAN (1999): »Lebe dein Leben und nicht das Leben der Stimmen!« und der Metapher von BARKER und BUCHANAN-BARKER (2013), aus einer Position des »Festsitzens« voranzukommen. Auch wenn dann mache Stimmenhörerin nach wie vor nicht zu träumen wagt, so erlaubt sie es doch oft zumindest den Fachleuten, an ihrer Stelle zu hoffen, dass wirkliches Recovery möglich ist. Dies kann dann als Motivation für die gemeinsame Arbeit genutzt werden.

⚠ **Eine Fachperson kann zwar stellvertretend für die beratene Person die Hoffnung aufrechterhalten, sie kann aber nicht die Arbeit mit den Stimmen übernehmen. Ein Recoveryprozess ist immer auch harte Arbeit für die Stimmenhörerin selbst. Eine australische Stimmenhörerin hat es einmal so ausgedrückt: »Recovery ist ein aktiver Prozess; du kannst nicht auf deinem Hintern sitzen und einen Hügel hochrutschen« (COMANS 2010).**
Weiterhin tut die Fachperson gut daran, immer wieder zu betonen, dass gelegentlich unbeabsichtigt Dinge gesagt werden könnten, die der begleiteten Person nicht gefallen oder die sie schwierig findet. Die Stimmenhörerin sollte aber gleichzeitig auch ermutigt werden, es auszudrücken, wenn dies der Fall ist. Nur dann können unterschiedliche Sichtweisen geklärt und passende Ziele gefunden werden.

Im Zusammenhang mit der Zielformulierung kann es für die Fachperson und die begleitete Person auch gut sein, sich daran zu erinnern, dass die Fachperson nicht allwissende Expertin ist, die nie Probleme hat oder nie etwas falsch macht. Dies ist ein wichtiger Punkt, der oft nicht explizit in der Praxis betont wird. Einige Klienten und auch einige Fachleute scheinen nämlich unbewusst zu denken, dass Fachleute wissen, wie das Leben funktioniert und auch, wie die Klientinnen und Klienten ihr Leben zu leben haben. Damit einher geht auf Klientenseite oft die Annahme, dass die Fachperson keine wirklichen Probleme habe und dass die Klientin aufgrund ihrer Klientinnenposition irgendwie ein weniger guter oder wichtiger Mensch sei. Indem diese Möglichkeit des

Denkens von der Fachperson angesprochen wird, kann ein Reden über eigene Schwierigkeiten oder Probleme explizit »erlaubt« sein. Das heißt natürlich nicht, die Rollensituation umzudrehen und von der Klientin Hilfe einzufordern. Passender ist ein allgemeines Zugeständnis. Man kann z. B. sagen, dass man auch mal verärgert ist, nicht immer weiterweiß, das Gefühl kennt, verletzt zu sein, auch andere verletzt zu haben usw. Der Hinweis, dass Fehler und Überforderungen zum Menschsein dazugehören, kann für die beratene Person wie eine Erlaubnis sein, sich überhaupt diese Gefühle einzugestehen und sie zuzulassen. Wichtig ist, Dinge außen vor zu lassen, mit denen man aktuell selbst überfordert ist. Dies gehört nicht in eine Beratungssituation.

Wenn dann Gefühle mitgeteilt werden, muss die Begleitperson sie allerdings auch aushalten können. Wenn dabei Schwierigkeiten auftreten, sollte sie sich supervisorische oder anderweitige Hilfe suchen, damit das eigene Problem nicht das Problem der Stimmenhörerin wird.

Dieser menschliche Aspekt sollte nicht unterschätzt werden. Wir wissen aus der Recoveryforschung, dass es insbesondere die menschlichen Qualitäten der Begleitpersonen sind, die recovernde Personen an Fachleuten sehr schätzen, aber nicht besonders oft vorfinden (Glover 2005).

Wir gehen also als gemeinsam Entdeckende und Erforschende in die erfahrungsfokussierte Beratung, in der im Zweifelsfall die Begleitperson die Zuversicht mitbringen kann, dass es einen Weg zu einem besseren Umgang mit den Stimmen gibt, auch wenn noch nicht klar ist, wie dieser Weg genau aussehen wird.

Haltung der Fachperson

Wir haben ja schon im Kapitel »Grundannahmen und Haltungen« einiges dazu gesagt, wollen die Haltungsfragen im Folgenden aber nun auf den konkreten Beratungsprozess herunterbrechen. Vorab möchten wir noch einmal daran erinnern, wie wichtig es ist, dass die Fachperson nicht als Expertin mit fertigen Antworten daherkommt, sondern soweit irgendwie möglich als Mensch, der genauso auf dem Weg ist. Es hilft, eine Einstellung einzunehmen, dass man durch die Begegnung mit diesem Menschen beschenkt oder positiv überrascht werden kann.

Wenn man sich überdies in Erinnerung ruft, dass in der Vergangenheit oft nicht nur die Reaktionen auf die Stimmen negativ waren, sondern vielleicht auch Erfahrungen von Geborgenheit, Freude und Liebe in konflikthaften, traumatischen oder missbräuchlichen Situationen fehlten, wird deutlich, dass eine positive, wertschätzende und Sicherheit vermittelnde Haltung es nicht nur erleichtert, sich zu öffnen, sie ist geradezu eine Voraussetzung für ein Gespräch über die Stimmen. Die beratene Person möchte genauso wie man selbst auch in erster Linie die Erfahrung von Friede, Freude und Liebe machen. Wenn man sich daran erinnert, macht auch manches zunächst befremdliche Verhalten Sinn. Das Verhalten der Person scheint dann oft einen (un)bewussten Versuch darzustellen, die mit diesen Erfahrungen verbundenen konflikthaften Emotionen zu lösen und eine Akzeptanz dieser Erfahrungen zu finden.

Akzeptieren

Als Begleitperson sollte man versuchen, ein möglichst angstfreies Forum zu schaffen, in dem alles Denken, Fühlen und Verhalten erlaubt ist (mit Ausnahme der in der Psychiatrie üblichen Einschränkungen, wie z.B. schwere Straftaten, akute und signifikante Fremd- oder Eigengefährdungen). Das geschieht am besten, indem die Begleitperson die Akzeptanz aller Formen des Denkens, Fühlens und Verhaltens vorlebt. Viele Stimmenhörende haben vor allem eine Nichtakzeptanz ihrer eigenen Gedanken, Gefühle, Erfahrungen, Grenzen erlebt – gerade durch Erfahrungen wie Missbrauch und Trauma, aber auch durch psychiatrische Behandlungen und Fachpersonen. Die Begleitperson kann durch ihr Verhalten einen positiven Gegenpol dazu setzen. Dann kann die stimmenhörende Person langsam auch für sich selbst eine Akzeptanz ihrer schwierigeren Gefühle, Gedanken, Erlebnisse und Stimmen einüben.
Eine Möglichkeit, diese Akzeptanz zu fördern, besteht darin, dass die Begleitperson immer mal wieder persönliche – nicht aktuelle – Probleme und allgemein gehaltene Erfahrungen mit Wut, Angst oder anderen Gefühlen und Gedanken einfließen lässt, wie weiter oben bereits beschrieben. Sich nicht allein zu wissen und auch nicht als abnormal betrachtet zu werden, kann der stimmenhörenden Person dabei helfen, ihre inneren Hürden zu überwinden und die eigenen Gefühle zuzulassen.
Gelegentlich kann der Beratungsprozess dennoch ins Stocken geraten. Dies zeigt sich insbesondere dadurch, dass entweder die Stimmenhörerin oder die Stimmen selbst nicht mehr so freudig mitarbeiten, wie sie es vielleicht zu Beginn signalisiert haben. Hinter diesem Stocken steckt oft Angst.

Die Angst der begleiteten Person beruht oft auf dem Eindruck, dass ihre Erfahrungen und auch die Stimmenhörerfahrung abgetan werden als nicht relevant oder als nicht real – in jedem Fall werden ihre Erfahrungen ganz anders eingeordnet, als sie selbst sie einordnen würde. Ein Stocken im Beratungsprozess kann auch daher rühren, dass die stimmenhörende Person oder die Begleitperson denken, dass die Stimmen durch sie selbst oder die Begleitperson zum Verschwinden gebracht oder als negativ verurteilt werden sollten. Interessanterweise scheint es dann oft zu reichen, wenn zumindest die Begleitperson sich fragt, ob dieser Eindruck auch mit ihrer eigenen Einstellung zu tun haben könnte. Sie kann sich dann davon bewusst distanzieren. Dabei kann es schon helfen, noch einmal ausdrücklich der Stimmenhörerin und auch den Stimmen zu sagen, dass es wirklich nur um ein besseres Verständnis der Stimmen geht und nicht in erster Linie darum, sie loszuwerden, selbst wenn die Stimmenhörerin dies selbst als Ziel haben sollte.
Natürlich sollte man dies nur sagen, wenn man es auch wirklich glaubt, da insbesondere die Stimmen, aber auch die Stimmenhörerin es schnell merken, wenn es nicht wirklich so gemeint ist, und dann die Mitarbeit verweigern. Man könnte auch sagen, dass Stimmenhörerin und Stimmen von der Begleitperson größeren Respekt einfordern.

Auch wenn die Stimmenhörerin selbst weiterhin recht ambivalent ist, ob sie die Stimmen nicht doch loswerden möchte, hilft im Regelfall bereits eine positive Akzeptanz der Stimmen durch die Begleiterperson, um weiter voranzukommen.
Um Missverständnissen vorzubeugen: Der Prozess der Akzeptanz ist nicht so zu verstehen, dass die Wut, der Zorn, die Verletztheit und die Scham, die mit Stimmen hervorrufenden Erlebnissen oft verbunden sind, nicht sein dürfen. Sie dürfen nicht nur sein, sie sollten sogar sein. Das heißt, es ist wichtig, der stimmenhörenden Person zu signalisieren, dass es okay ist, wenn sie total wütend auf die traumatisierenden oder schwierigen Erfahrungen, Personen und Situationen ist. Es darf sein, ist verständlich und damit auch normal und nicht krankhaft, dass die Stimmenhörerin sich von diesen Situationen aus der Bahn geworfen fühlt. Erst wenn diese Gefühle Raum und Zeit hatten, anerkannt und akzeptiert zu werden, kann möglicherweise auch eine Akzeptanz traumatischer oder konflikthafter Erlebnisse und Erfahrungen als Teil der

eigenen Lebensgeschichte eintreten. Eine solche Akzeptanz vergangener oder auch gegenwärtiger schwieriger und überwältigender Situationen ist für manche Personen der Schlüssel, um im eigenen Recoveryprozess voranzukommen.

In diesem Zusammenhang taucht auch oft die Frage nach der Schuld auf. Zwar ist eine Zusprechung von Verantwortung wichtig, wenn Dinge schlecht gelaufen sind oder Personen sich nicht gut oder übergriffig verhalten haben. Viele Menschen fühlen sich aber auch wie befreit, wenn sie danach an einen Punkt kommen, an dem sie sich selbst und anderen für bestimmte Verhaltensweisen, Traumatisierungs- oder Missbrauchserfahrungen verzeihen und diese Erfahrung als Erfahrung sein lassen können. Das kann man als Begleitperson nicht erwarten, aber man kann mit der begleiteten Person ein Gespräch über Schuldgefühle und Verantwortung führen, das einen offenen Umgang mit Verletzungen ermöglicht und sich nicht nur in Beschuldigungen verliert. Letzten Endes geht es bei der Akzeptanz darum, allmählich zu lernen, alle Emotionen und Gedanken zuzulassen und nicht zu bekämpfen. Ein solcher Akzeptanzprozess ist wichtig, weil es für das eigene Wohlbefinden notwendig ist, sich mit der eigenen Geschichte auszusöhnen. Zu einem solchen Versöhnungsprozess gehört auch das Anerkennen all dessen, was war und ist. Erst dann ist der Blick auf das, was man zum Vorangehen braucht, frei.

Die erfahrungsfokussierte Beratung erzieht uns Begleitpersonen, aber auch die Stimmenhörerinnen und -hörer zu einem Prozess der zunehmenden Akzeptanz der eigenen Gefühle und Gedanken. Damit wächst gleichzeitig das Vertrauen in die Fähigkeiten der Person und der Stimmen.

Interessiert zuhören

Neben der Akzeptanz erfordert die erfahrungsfokussierte Beratung gutes Zuhören. Im Maastrichter Interview werden dazu Elemente des aktiven Zuhörens genutzt und mit einer eher journalistischen Grundeinstellung kombiniert.

Das aktive Zuhören schließt bekannte Techniken wie das Spiegeln, Klären, Nachfragen und Reflektieren mit ein. Sie verbinden sich mit den durch Carl Rogers geprägten Qualitäten der bedingungslosen Wertschätzung, Wärme, Echtheit und Empathie. Darin eingeschlossen ist auch der Glaube daran, dass die Person bereits alles mitbringt, um einen Weg voran zu finden. Die Fachperson verhält sich so, als ob sie mit einer gleichwertigen Expertin – der Expertin aus eigener Erfahrung – spricht.

Schließlich hilft eine eher journalistische Grundeinstellung dabei, die stimmenhörende Person als jemanden wahrzunehmen, von der interessierte Fachpersonen lernen können (Romme & Escher 2013). Eine solche Einstellung bewirkt erfahrungsgemäß auch eine größere Offenheit der begleiteten Person, da sie nicht gleich das Gefühl bekommt, irgendwie therapiert oder belehrt zu werden. Therapiert oder belehrt zu werden mögen die meisten Leute nicht, auch im nicht therapeutischen oder nicht psychiatrischen Alltag. Es ist daher nicht verwunderlich, dass viele Stimmenhörende eine eher begleitende, von Mensch zu Mensch angebotene Unterstützung viel hilfreicher finden als eine Therapie.

All diese Qualitäten können dabei helfen, eine vertrauensvolle Beziehung aufzubauen, die Voraussetzung der erfahrungsfokussierten Beratung ist. Damit ist noch nichts über die Zeit gesagt, die dieser erste Schritt erfordert. Manchmal sind viele Gespräche notwendig, manchmal wächst Vertrauen aber auch sehr schnell, je nachdem, wie sich eine Beziehung entwickelt.

Umgang mit einer Traumaeröffnung

Es kommt in der erfahrungsfokussierten Beratung regelmäßig vor, dass Menschen zum ersten Mal über erlebte Traumata erzählen. Dies kann ein sehr emotionaler Prozess sein, und Fachleute und Stimmenhörende haben oft Angst davor, sich diesem Prozess zu stellen. Es ist aber sehr wichtig, dass Fachpersonen nicht mit Angst reagieren und den Eindruck erwecken, dass sie mit dem Erzählten nicht umgehen können oder dass es ihnen zu viel ist oder auf alle Fälle einen Spezialisten braucht. Natürlich darf – wenn von der Stimmenhörerin gewünscht – an eine Traumaspezialistin überwiesen werden. Dies ist allerdings oft gar nicht nötig. Auch ohne Traumaexperten können Stimmenhörende für sich einen Umgang mit traumatischen Erlebnissen finden.

Gerade wenn eine Person zum ersten Mal von ihren Traumata erzählt, ist vor allen Dingen validierendes Zuhören wichtig. Es geht nicht darum, gleich zu versuchen, das Leiden zu reduzieren, sondern das Leiden anzuerkennen, zu bezeugen und mit der Person auszuhalten, anwesend zu sein. Erst im zweiten Schritt gilt es, die Zuversicht zu vermitteln, dass die Stimmenhörerin stark genug ist, das Trauma zu überwinden. Gleichzeitig sollte die Fachperson darauf achten, dass sich die Stimmenhörerin nicht in Beschuldigungen verliert und schon gar nicht die Schuld bei sich sucht, was Überlebende von Missbrauch ja leider häufig tun, z. B. weil der Stimmenhörerin vom Übergreifer oder anderen gesagt wurde, dass alles ihre Schuld sei. Vielleicht fragt sich die Stimmenhörerin auch selbst, ob der Übergriff ihre Schuld sei, weil er ja den Leuten um sie herum nicht passiert ist. Dies kann schnell dazu führen, dass die Stimmenhörerin das Gefühl hat, eine von Grund auf schlechte Person zu sein, da ihr sonst so etwas nicht passiert wäre. Wenn solche Gedankengänge sichtbar werden, wird man als Begleitperson für diese Gefühle Verständnis zeigen, aber auch darauf hinweisen, dass die Verantwortung nicht bei ihr liegt, sondern einzig und allein bei den Missbrauchenden. Gleichzeitig darf man nicht erwarten, dass damit alles verarbeitet wäre. Es kann nur den Anfang der Traumabearbeitung darstellen.

Es ist dabei immer wichtig, auf die Grenzen der Person zu achten. Wir können Offenheit demonstrieren, wenn die Person mehr erzählen möchte, und sie daran erinnern, dass sie nichts erzählen muss, wenn sie schweigt. Es ist gut, bedrückende Themen allmählich anzugehen, sie in ihren Auswirkungen anzuerkennen, um danach mit weniger schweren Inhalten das Gespräch ausklingen zu lassen. Wir können z. B. fragen, was der Person jetzt und in der nächsten Zeit helfen könnte. Wir können auch besprechen, an wen sie sich wenden kann, wenn sie noch einmal reden möchte, und wann die begleitende Person wieder im Dienst ist.

Es ist wichtig, nicht zu interpretieren, aktiv zuzuhören, anwesend zu sein und das Leid anzuerkennen.

Wenn der Fachperson klar wird, dass sie selbst weitere Unterstützung braucht, um solche Prozesse gut zu begleiten, kann sie sich an erfahrenere Kollegen wenden, um den Prozess zu besprechen. Auch Traumafortbildungen oder die Nutzung entsprechender Fachliteratur können sinnvoll sein. So fassen z. B. Read u. a. (2007, S. 106) Prinzipien einer guten Reaktion auf Missbrauchseröffnungen in acht Punkten zusammen:

- Bestätigen (validieren) Sie, dass es eine gute Sache war, dass die Person es erzählt hat.

- Versuchen Sie nicht, alle Details auf einmal zu sammeln.
- Fragen Sie, ob die Person schon einmal jemandem davon erzählt hat – und wie dies war.
- Bieten Sie Unterstützung an (klären Sie vorab, was zur Verfügung steht).
- Fragen Sie, ob die Klientin den Missbrauch mit ihren gegenwärtigen Schwierigkeiten in Verbindung sieht.
- Fragen Sie nach der gegenwärtigen Sicherheit – vor anhaltendem Missbrauch.
- Fragen Sie am Ende der Sitzung nach der emotionalen Verfassung; bieten Sie einen nachfolgenden Termin an oder dass sich die Person gerne melden kann, damit Sie erfahren, wie es ihr geht und allenfalls Hilfe anbieten können.

Denken Sie daran, dass uns Menschen im Regelfall nur so viel erzählen, wie wir auch bereit sind, zu hören. Es zeigt ein großes Maß an Vertrauen, wenn die Menschen Ihnen von solchen Erfahrungen erzählen. Dieses Vertrauen ist nicht so einfach auf andere Fachleute übertragbar. Beachten Sie auch die jeweiligen Richtlinien Ihrer Organisation zum Umgang mit vertraulichen Informationen, mit Berichten von Trauma und Missbrauch. Verdeutlichen Sie der Stimmenhörerin diese Richtlinien möglichst zu Beginn der erfahrungsfokussierten Beratung, damit Sie weiß, auf welche Reaktion sie sich möglicherweise einstellen müsste. Wenn Sie dabei in innere Widersprüche geraten, suchen Sie Rat von erfahrenen Kolleginnen und Kollegen.

Expertenschaft aus Erfahrung anerkennen

Selbst wenn die Person, die Stimmen hört, nicht davon überzeugt ist, dass es einen Weg voran gibt, so zeigt die Erfahrung, die wir als Fachpersonen der Stimmenhörerin vermitteln können, dass die von ihr bisher gewählte Sprache und das praktizierte Verhalten bereits einen Versuch der Bewältigung ihrer Lebenserfahrungen darstellen. Es gilt, auf dieser Expertise aufzubauen und das bisherige Verhalten nicht als krank abzuqualifizieren, wegmachen oder ändern zu wollen. Das heißt nicht, dass es nicht bessere Verhaltensweisen für den Umgang mit Stimmen gibt oder dass sich diese nicht mehr ändern können. Es bedeutet aber, mit mehr Respekt, als wir ihn bisher vielleicht in der Praxis gezeigt haben, mit dem bisherigen Verhalten der Personen umzugehen.

Dieser Respekt sollte sowohl dem Umgang mit den Stimmen als auch dem Umgang mit Emotionen gelten. Aus dieser Perspektive kann z. B. selbstverletzendes Verhalten möglicherweise auch als Versuch der Emotionsregulierung verstanden werden.
In der psychiatrischen Praxis hat sich bei auffälligem Verhalten oft ein nicht oder doch wenig tolerierendes Verhalten eingespielt. Hier kann regelmäßiges Nachfragen, was die Person als hilfreich empfinden würde, und auch, ob das miteinander Besprochene oder Erlebte hilfreich war, ein guter Wegweiser sein.

Bewältigungsstrategien anbieten

Das Erlernen eines verbesserten Umgangs mit den Stimmen kann von Beginn an eingeübt werden, auch wenn es oft erst mit zunehmendem Verständnis der Stimmen leichter wird, konstruktiv mit ihnen umzugehen. Konkrete, konstruktive Bewältigungsstrategien sind sowohl für den Umgang mit Stimmen als auch für den Umgang mit Emotionen, Gedanken und Verhalten wichtig. Grundsätzlich gilt, dass Umgangsformen und Einstellungen, die für einen guten Umgang mit Stimmen hilfreich sind, auch im Umgang mit den eigenen Gefühlen, Gedanken und dem Verhalten in Alltagsbeziehungen hilfreich sein können. Dabei sind Strategien, die die Akzeptanz von Gedanken, Gefühlen und Verhalten fördern, besonders hilfreich. Strategien, die versuchen, von den Gedanken und Gefühlen abzulenken, wie etwa Alkohol- oder Drogenmissbrauch, sind oft nur kurzfristig entlastend. Auf mittlere und lange Sicht machen sie die Probleme oft nur noch schlimmer.
Vorzuziehen ist die direkte Kommunikation mit den Stimmen. Dabei geht es nicht so sehr darum, gegen die oft als störend empfundenen Stimmen anzumeckern, auch wenn dies manchmal eine kurze Entlastung darstellen kann. Wie auch sonst im Leben in schwierigen Beziehungen geht es vielmehr darum, den Stimmen gegenüber eine eigene Position zu beziehen und diese auch zu kommunizieren. Das kann heißen, nicht einfach alles so hinzunehmen, was die Stimmen sagen, sondern zu überlegen, was man selbst zu den von den Stimmen angesprochenen Themen denkt.
Außerdem ist es wichtig, sich daran zu erinnern, dass Stimmen häufig in Metaphern oder Übertreibungen kommunizieren. Insbesondere zu

Beginn des Einübens eines Kommunikationsprozesses kann dies eine bevorzugte Kommunikationsform sein. Es scheint oft so, als wenn Stimmen mit der Nutzung von Metaphern, Symbolen oder Übertreibungen einen bestimmten Punkt besonders betonen wollen, der bisher im Leben der Person vernachlässigt oder noch nicht verarbeitet und akzeptiert wurde.
Die Nutzung von Metaphern durch Stimmen wird, wie bereits kurz angerissen, beispielsweise bei Todesdrohungen deutlich. Natürlich gilt eine metaphorische Deutung nur, wenn die Person nicht auch gerade durch eine Nichtstimme – wie z. B. eine Person aus dem Umfeld – zusätzlich bedroht wird. Wenn das nicht so ist, kann die Begleitperson Situationen aus dem eigenen Umfeld nutzen, um einen Zugang zu der Metapher zu erschließen. Es ist z. B. ein geläufiger Ausdruck im Alltag, dass man sagt: »Ich könnte ihn umbringen!« Darin drückt sich dann im Regelfall ein hohes Maß an Frustration oder Wut aus, die man dieser Person gegenüber verspürt. Allen Beteiligten ist aber im Regelfall sofort klar, dass damit kein Mord gemeint ist. Trotzdem ist es für Stimmenhörende wie auch für ihre Begleitpersonen offenbar wichtig, sich zu vergewissern, dass solche Redewendungen im Regelfall nicht buchstäblich zu verstehen sind.
Die Beraterin oder der Berater kann das vielleicht auch anhand einer eigenen, nicht aktuellen Erfahrung deutlich machen: Auch in engen Freundschafts- oder Familienbeziehungen kann es durchaus vorkommen, dass ein spezifisches Verhalten eine nahestehende Person sehr aufregt oder in Sorge versetzt, das kann z. B. zu schnelles Fahren, Drogenkonsum oder die Vernachlässigung von Pflichten sein. Vielleicht war dies schon oft Gegenstand von Diskussionen, und im Grunde ist auch der kritisierten Person klar, dass die Kritik berechtigt ist. Trotzdem führen auch die andauernden Auseinandersetzungen nicht zu einer Veränderung des Verhaltens. Dann wäre es nicht ungewöhnlich, wenn der anfangs recht ruhige und sachliche Ton der nahestehenden Person an Heftigkeit gewinnen und lauter und stärker werden würde. Es wäre verständlich, wenn es so weit käme, dass die nahestehende Person ruft: »Ich könnte dich umbringen!« Oder: »Du musst endlich dein Verhalten ändern!« Der erste Satz ist hier klar metaphorisch gemeint und drückt einfach das gestiegene Frustrationsniveau aus. Der zweite Satz ist aber wahrscheinlich auch sehr richtig.
Es kann hilfreich sein, zu Beginn des Beratungsprozesses und auch zwischendurch immer mal wieder von solchen und ähnlichen möglichen

neuen Zugängen zu berichten, um die Motivation und das Interesse an der Arbeit zu fördern und zu erhalten. Dies sollte natürlich immer mit dem Hinweis geschehen, dass dies nur als Beispiel gedacht ist und dass es das Ziel ist, gemeinsam herausfinden, was sich möglicherweise auch an positiven Absichten hinter den Stimmen speziell im Leben dieser Person verbirgt. Je nach Phase des Beratungsprozesses können zusätzlich verschiedene Strategien helfen, die wir im Folgenden vorstellen.

Romme und Escher (2013) beschreiben drei natürliche Phasen des Stimmenhörens. Da ist zum einen die anfängliche Phase des Erschreckens. Sie beschreibt ein Sich-überwältigt-Fühlen durch die Stimmen. Viele Stimmenhörende, die psychiatrische Unterstützung bekommen, scheinen über lange Zeiträume in dieser Phase stecken zu bleiben. Um aus dieser Phase herauszukommen, kann es hilfreich sein, die erfahrungsfokussierte Beratung oder einen ähnlich aktiven Prozess der Auseinandersetzung mit den Stimmen zu verfolgen. Dies beschreibt dann die zweite Phase der Organisation, in der die Person die Stimmen erkundet, sich aktiv mit ihnen auseinandersetzt und versucht, die Beziehung mit den Stimmen langfristig zu verbessern. Der Abschluss der stimmenspezifischen erfahrungsfokussierten Beratung ermöglicht dann einen Übergang in die Phase der Stabilisierung, in der es darum geht, wieder einen gesellschaftlichen Anschluss zu finden.

Bei allen einzuübenden neuen Strategien gilt, dass bereits kleine Erfolge wertvoll sind und Wiederholung nötig ist. Es genügt nicht, diese Strategien einmal einzusetzen, sie müssen geübt werden – und wenn neue Stimmen auftauchen, muss der ganze Prozess häufig noch einmal durchlaufen werden. Allerdings wird dies mit zunehmender Übung meist etwas leichter.

Wir möchten nicht versäumen, darauf hinzuweisen, dass die vorgestellten Strategien nur einen Teil der denkbaren Möglichkeiten darstellen. Sie können durch die eigene Kreativität und weiterführende Lektüre erweitert und vertieft werden.

Für diesen neuen Zugang zu den Stimmen kann es ferner sowohl für die Stimmenhörerin als auch für die Begleitperson hilfreich sein, sich die Stimmen wie eine Art soziales Netzwerk vorzustellen (etwa Freunde, Kolleginnen, Familienangehörige), die man auch nicht immer sehen und trotzdem beschreiben kann. Auch mit ihnen muss man einen guten Umgang hinbekommen.

Erkundung der Stimmen

Es gibt eine ganze Reihe von Strategien, die man schon ganz zu Beginn der gemeinsamen Arbeit gewinnbringend einsetzen kann.

Normalisieren → Gerade in den Einführungsgesprächen hilft ein kurzer Hinweis auf berühmte Persönlichkeiten, die Stimmen hören oder gehört haben, wie z. B. Mahatma Gandhi, Johanna von Orleans, Anthony Hopkins, Robert Schumann oder Carl Gustav Jung (WATKINS 2008). Auch Menschen aus der Stimmenbewegung, die einen Weg gefunden haben, mit ihren Stimmen zu leben (ROMME u. a. 2009), machen deutlich: Stimmenhören ist nichts Ungewöhnliches und muss kein Krankheitssymptom sein. Man kann auch erwähnen, dass die meisten Stimmenhörenden noch nie Kontakt mit der Psychiatrie hatten (wer daran zweifelt, dem kann man die entsprechenden Studien nennen, z. B. BEAVAN u. a. 2011), denn daraus kann man ableiten, dass ein konstruktiver Umgang mit den Stimmen möglich ist und erlernt werden kann.

⚠ **Der Hinweis, dass ein konstruktiver Umgang mit Stimmen möglich ist, wird zuweilen als Vorwurf aufgefasst, nach dem Motto: Warum haben Sie das noch nicht geschafft? Dann sollte die Begleitperson die stimmenhörende Person daran erinnern, dass sie ihr Bestes versucht hat und vielleicht bisher nicht genügend Unterstützung hatte oder sogar im Gegenteil entmutigt wurde.**

Des Weiteren kann es hilfreich sein, den Gedanken einzuführen, dass der Unterschied zwischen Patienten und Nichtpatienten häufig darin liegt, ob Stimmenhörende gelernt haben, konstruktiv mit den Stimmen zu kommunizieren. Hier kann sich der Hinweis anschließen, dass es im Regelfall nicht hilfreich ist, sich die Stimmen einfach nur wegzuwünschen. Es ist auch nicht notwendig, dass die Stimmen verschwinden. Eine konstruktive Kommunikation mit den Stimmen kann den Leidensdruck genauso reduzieren.

Stimmenhörerin: »Ich will, dass die Stimmen weggehen, das ist so lästig! Andauernd quatschen die dazwischen und wollen was von mir.«

Beraterin: »Wenn Sie mögen, können wir daran arbeiten, dass sich etwas ändert. Ich denke, Sie können einen Weg finden, wie Sie weniger unter den Stimmen leiden und vielleicht besser mit ihnen umgehen können, sodass Sie sich nicht mehr so von ihnen überwältigt fühlen.

Vielleicht hilft es ja, wenn ich Ihnen ein wenig davon erzähle, was andere Stimmenhörende für sich im Umgang als hilfreich erlebt haben?«

Den Stimmen antworten → Der Gedanke, dass man mit den Stimmen reden kann, dass sie oft auch sehr schnell auf die stimmenhörende Person reagieren, ist für viele Stimmenhörende neu. Dies kann man dann gemeinsam reflektieren, und die Beraterin, der Berater kann darauf hinweisen, dass man eben doch Einflussmöglichkeiten und auch ein wenig Macht über die Stimmen hat. Auch wenn die Stimmen nicht sofort genau so reagieren, wie man es gerne hätte, kann sich dies mit der Zeit doch ändern und verbessern. Es kann hilfreich sein, mit einfachen und nicht so emotionalen Themen anzufangen.

STIMME: »Es regnet heute.«
STIMMENHÖRERIN: »Ja.« Oder: »Nein.« – Je nachdem, was zutrifft.

Überprüfen der Stimmen bzw. ihrer Aussagen → Wichtig ist hier, die Aussagen der Stimme nicht einfach hinzunehmen. Es ist wichtig, zu lernen, die Aussagen zu hinterfragen, sich anzugewöhnen, sie zu überprüfen und die eigene Position zu vertreten.

STIMME: »Du hast fettige Haare.«
STIMMENHÖRERIN: »Das stimmt.« Oder: »Das stimmt nicht!« – Je nachdem, was zutrifft.

Selektives (Zu-)Hören → Wenn man den Gedanken der Gesprächssituation weiterverfolgt, kommt man schnell darauf, dass man im Gespräch mit der Stimme genauso wie in Gesprächen mit anderen auch die Möglichkeit hat, nur bei den Themen zu- oder hinzuhören, die einem nichts oder wenig ausmachen. Obwohl Weghören keine Dauerlösung ist, kann es punktuell entlasten und ein erster Schritt sein, um Macht gegenüber den Stimmen zurückzugewinnen. Eine Stimmenhörerin kann versuchen, nur neutraleren oder netteren Stimmen zuzuhören oder bei schwierigeren Stimmen nur dann zuzuhören, wenn sie sich nicht beschimpfend oder beleidigend äußern.

Zeit und Dauer der Kommunikation bestimmen → Auch diese Strategie kennt man aus dem Alltag. Es wird vielleicht nicht sofort klappen, mit den Stimmen eine Verabredung zu treffen, und vielleicht müssen Zeit und Dauer des Gesprächs immer mal wieder neu ausgehandelt werden, aber es ist prinzipiell möglich und nach einiger Übung oft erfolgreich. Damit diese Strategie aufgeht, ist es wichtig, zum vereinbarten Zeitpunkt auch wirklich zuzuhören und nicht einfach nur so zu tun, als ob man zuhört.

STIMMENHÖRER: »Wie wäre es, wenn wir uns zwischen 17 Uhr und 17:15 zum Reden verabreden, dann habe ich Feierabend und hätte Zeit?«
STIMME: »Ich möchte aber die ganze Zeit reden.«
STIMMENHÖRER: »Ich kann dir aber nicht immer zuhören. Wie wäre es denn mit 17 Uhr bis 17:30?«
STIMME: »Okay.«

Aufschreiben, was die Stimmen sagen → Möglichst detailliert aufzuschreiben, was die Stimmen sagen, kann die Akzeptanz der Stimmen befördern. Gleichzeitig bietet es die Möglichkeit, mit ein wenig mehr Distanz auf das Gesagte zu blicken und sich eine eigene Position oder Reaktion darauf zu überlegen. Dies kann z. B. in einem Kalender oder auch in einem Tagebuch geschehen.

Grenzen setzen → Grenzen zu setzen ist für viele Stimmenhörende anfangs sehr schwer. Viele haben in ihrem Leben und oft auch in der Psychiatrie nur selten erlebt, dass ihre Grenzen respektiert wurden. Sich selbst ernst zu nehmen und auf sich zu achten, stellt einen wesentlichen Schritt auf dem Weg zum persönlichen Recovery dar.

⚠ Als Fachleute können wir solche Prozesse fördern, indem wir selbst auch auf eigene und die Grenzen der Person achten und sie einhalten. In den gegenwärtigen oft sehr hierarchisch aufgebauten psychiatrischen Einrichtungen und Diensten behandeln sich Fachleute aber untereinander auch nicht immer mit genügend Respekt. Es kann zu berufspolitisch gefärbten Machtkämpfen kommen, die mit Kompetenzbeschneidungen und fehlender Wertschätzung einhergehen. Auch die Patientinnen und Patienten bekommen natürlich mit, dass der eine mehr weiß und darf als der andere. Eine institutionelle Kultur der gegenseitigen Anerkennung wäre hier sicher das bessere Vorbild.

Sich selbst wieder wertschätzen zu lernen, macht es z. B. notwendig, Respekt einzufordern und verletzendes Verhalten abzulehnen.

BERATERIN: »Haben Sie sich schon überlegt, wie Sie reagieren wollen, wenn die Stimme wieder laut mit Ihnen schimpft?«
STIMMENHÖRER: »Ich würde sagen wollen: Wenn du auf solch eine be-

schimpfende Art und Weise mit mir redest, höre ich dir nicht zu. Ich höre dir nur zu, wenn du vernünftig mit mir redest.«

BERATERIN: »Das klingt gut. Wollen Sie beim nächsten Mal versuchen, dies umzusetzen?«

STIMMENHÖRER: »Ja.«

Forderungen nicht erfüllen → An dieser Stelle fragen viele Nichtstimmenhörende, warum man denn überhaupt etwas tun sollte, was die Stimme sagt. Tatsächlich aber fühlen viele Stimmenhörende sich wie Untertanen eines Diktators, der bei jedweder Verweigerung oder Verzögerung mit Vergeltungsmaßnahmen droht. Die Stimme droht nämlich oft recht überzeugend und glaubhaft mit drastischen Konsequenzen, etwa der Ermordung einer nahestehenden Person, des Partners, des Sohnes, der Nichte. Es erfordert also sehr viel Mut, den Forderungen der Stimme nicht nachzukommen. Die beratende Person sollte den gebrauchten Mut auch explizit benennen und anerkennen.

STIMME: »Lauf auf die Straße, vor das Auto, das gerade kommt, sonst bringe ich deinen Neffen um!«

STIMMENHÖRERIN: »Ich werde warten, bis die Straße frei ist und kein Auto mehr kommt.«

BERATERIN (in der Reflexion über die vorangegangene Situation): »Wow. Das war sehr mutig. Klasse, dass Sie da den Mut aufbringen konnten.«

Befehle relativieren, Gefühle äußern → Ähnlich wie in der Nichtstimmenhörwelt können Stimmen oft einen lange nicht ausgedrückten Ärger oder andere Gefühle auf etwas übertriebene Art und Weise ausdrücken. Bei Aufforderungen zur Gewaltanwendung, gar zum Töten, geht es, wie schon geschildert (vgl. S. 35), nicht um die buchstäbliche Ausführung dieser Anweisung. Dies wird man feststellen, wenn man zu einem späteren Zeitpunkt der verbesserten Beziehung mit der Stimme einmal genauer bei ihr nachfragt. Es geht dann beispielsweise um einen wichtigen Loslösungsprozess von einer nahestehenden Person. Es kann aber auch um die Verabschiedung von einem destruktiven Lebensstil und die Einübung eines konstruktiveren, sich selbst bejahenden Lebensstils gehen. Wie auch sonst im Leben ist es dabei meist so: Je länger man das Problem nicht beachtet und hofft, dass es einfach weggeht, desto größer erscheint es.

Hier kann es z. B. hilfreich sein, endlich die eigenen Gefühle auszudrücken, die man sich lange nicht eingestanden hat. Das Problem ist damit noch nicht gelöst, aber es ist, als ob im Einklang mit dem Grad der Akzeptanz der damit verbundenen Gefühle auch die Stimmen sich zunehmend beruhigen. Der erste Schritt ist getan.

STIMME: »Schlag deiner Mitbewohnerin ins Gesicht!«
STIMMENHÖRER: »Du übertreibst. Ich bin zwar verärgert, dass sie mich immer wieder um Zigaretten anpumpt, ich habe mich bisher aber auch noch nicht getraut, Nein zu sagen. Ich werde das nächste Mal jetzt einfach Nein sagen.«

Stimmen antizipieren → Wenn man herausfindet, unter welchen Umständen die Stimmen ganz besonders stark auftreten, kann man ihnen ganz anders begegnen. Auch wenn es vielen Stimmenhörenden zu Beginn der Beratung nicht bewusst ist, so äußern sich viele Stimmen zu bestimmten Zeiten, bei bestimmten Emotionen, Gedanken oder Situationen. Wenn dies ein wenig deutlich wird, dann kann man diese Situationen zwar nicht immer vermeiden, aber man kann sich zumindest vorbereiten. Vielleicht kann man auch herausfinden, was gut hilft, mit den jeweiligen Situationen etwas besser umzugehen.

STIMMENHÖRERIN: »Ich habe gemerkt, dass die Stimme immer dann schlimm ist, wenn ich Angst habe, rauszugehen, und ich deshalb dann nicht rausgehe.«
BERATERIN: »Was könnte Ihnen denn vielleicht dabei helfen, trotzdem rauszugehen?«

Über die Stimmen reden → Wie bereits mehrfach betont, ist es eine ganz wesentliche Bewältigungsstrategie, über die Stimmen zu reden. Das geschieht im Beratungsprozess systematisch, findet aber im Idealfall nicht nur in der Beratung statt. Selbsthilfegruppen oder auch ein alltäglicher nicht pathologisierender, sondern neugieriger Austausch mit Freunden, Familie und Bekannten können sehr hilfreich sein.
Ein wichtiger Grund, warum es überhaupt so schwer ist, mit den Stimmen umzugehen, hat damit zu tun, dass wir als Gesellschaft und auch als Fachpersonen traditionell keine Atmosphäre geschaffen haben, in der man ohne negative Folgen über seine Stimmen reden kann. Deswegen haben viele Stimmenhörende nicht gelernt, über ihre Erfahrungen zu reden, sie sind mit ihren Ängsten und mit ihren eigenen,

deshalb oft vermeidenden Umgangsversuchen häufig allein geblieben. Eine nicht pathologisierende, sondern normalisierende, ernst nehmende und interessierte Haltung von Fachleuten, die glaubhaft versichern können, dass Diagnostizierung, Einweisung ins Krankenhaus und Medikamentierung nicht die automatische Folge sind, kann Stimmenhörenden helfen, offener über ihre Stimmen zu reden und sich selbst zu akzeptieren. Die Erleichterung, mit einem Problem nicht allein zu sein, werden auch viele Fachleute aus dem persönlichen oder beruflichen Umfeld kennen. Immer wieder aufs Neue eine Diät zu machen und diese immer wieder abzubrechen ist beispielsweise ein weit verbreitetes Phänomen.

Aktive Auseinandersetzung mit den Stimmen

Im weiteren Verlauf der erfahrungsfokussierten Beratung geht es darum, eine mögliche Bedeutung der Stimmen im Lebenskontext zu entschlüsseln und ihnen im Rahmen dieser Deutung einen neuen Stellenwert zuzuweisen. Auch dazu gibt es spezifische Bewältigungsstrategien.

Fokussieren → Das ganze Maastrichter Interview ist im Prinzip ein Beispiel für die Strategie Fokussieren. An dem zweiten Punkt, »Eigenschaften der Stimmen«, lässt sich dies besonders gut darstellen. Oft sind stimmenhörende Personen es nicht gewohnt, über ihre Stimmen genauer nachzudenken. Sie machen es im Rahmen des Maastrichter Stimmeninterviews fast immer zum ersten Mal. Die Begleitperson kann diesen Prozess anleiten. Für sie ist es wichtig, die Erfahrung selbst und die oft bereits vorgenommene Interpretation dieser Erfahrung zu trennen. Auch das Maastrichter Interview ist in erster Linie an den Erfahrungen selbst (z. B. eine starke, tiefe Stimme, die sagt: »Du bist schlecht«) und erst in zweiter Linie an der Interpretation der Stimmenhörerin (z. B. »Das ist der Teufel«) interessiert. Es sind die Erfahrungen an sich, die letztlich die Möglichkeit neuer und hoffentlich positiverer Interpretationen als Teil der Erstellung eines Konstrukts anbieten werden. Natürlich hat die Begleitperson ein Interesse an den Interpretationen der stimmenhörenden Person, sie muss aber auch versuchen, herauszufinden, wie sich die unmittelbare Erfahrung des Stimmenhörens selbst darstellt. Das Beispiel illustriert, wie man von einer recht allgemeinen zu einer spezifischeren Beschreibung kommen kann.

INTERVIEWER: »Sie sagen, Sie hören ständig Stimmen. Können Sie ungefähr sagen, wie viele?«

STIMMENHÖRERIN: »Ganz viele und ständig.«

INTERVIEWER: »Nur damit ich eine ungefähre Vorstellung habe, würden Sie sagen, mehr oder weniger als zehn Stimmen?«

STIMMENHÖRERIN: »Ich weiß nicht so genau, aber ich schätze, weniger als zehn.«

INTERVIEWER: »Und würden Sie sagen, dass alle immer gleich präsent sind, oder sind manche häufiger da als andere?«

STIMMENHÖRERIN: »Hm. Da hab ich noch nie drüber nachgedacht. Ich würde sagen, manche sind häufiger da als andere.«

INTERVIEWER: »Und die Stimmen, die häufiger da sind, wissen Sie, ob das männliche oder weibliche Stimmen sind?«

STIMMENHÖRERIN: »Das weiß ich nicht.«

INTERVIEWER: »Wenn Sie da jetzt einmal genauer drüber nachdenken, was ist Ihr Eindruck: Sind die Stimme oder die Stimmen, die am häufigsten da sind, eher männlich oder eher weiblich in ihrem Auftreten?«

STIMMENHÖRERIN: »Ich würde sagen, eher männlich. Aber da ist auch eine weibliche dabei.«

Wiederautorisierung → Im Grunde geht es in der erfahrungsfokussierten Beratung darum, die Autorität über das eigene Leben zurückzugewinnen. Das persönliche Recovery hängt davon ab, ob es gelingt, ein Leben zu führen unabhängig von der Macht der gehörten Stimmen (und auch der Meinung der Fachleute, Angehörigen, traumatisierender Personen u. a.). Fachpersonen können in diesem Prozess hilfreich sein, indem sie ein Forum bieten, in dem Widerspruch nicht nur akzeptiert und toleriert, sondern zum Teil sogar aktiv gefördert wird. Natürlich sollte dies möglichst auf sozial verträgliche Art und Weise eingeübt werden. Es erfordert aber auch nicht allzu viel Fantasie, sich vorzustellen, dass die ersten Gefühlsäußerungen wahrscheinlich nicht automatisch gesellschaftlich geschmeidig sein werden. Auch da gilt es, ein wenig Toleranz und langen Atem mitzubringen, z. B. indem man sich daran erinnert, dass einem auch als Fachperson der Umgang mit den eigenen Emotionen nicht immer gut gelingt.

Eine bis dahin immer sehr ruhige und nur lächelnde Stimmenhörerin schreit mit einem Mal die gerade erst zum Dienst erscheinende Fachperson an. Im weiteren Gespräch kann die dahintersteckende Wut, in der Psychiatrie zu sein, gewürdigt und Lob ausgesprochen werden, dass sie dies ausgedrückt hat. Möglicherweise bittet die Fachperson die Stimmenhörerin anschließend noch, bei der nächsten Situation zu versuchen, schon früher auf sie oder ihre Kollegen zuzukommen und um ein Gespräch zu bitten, wenn sie merkt, dass die Gefühle sie überwältigen, da es auch für die Fachperson leichter ist, wenn sie nicht völlig unverhofft angeschrien wird. <

Ermächtigung → Ermächtigung – oder auch Empowerment – kann man einer Person nicht aufdrängen. Begleitpersonen können bei diesem Prozess nur hilfreich oder nicht hilfreich sein. Wo immer möglich, sollten sie Stimmenhörerinnen und -hörer ermutigen, ihre eigenen Entscheidungen zu treffen und die Verantwortung für ihr Leben zu übernehmen. Das schließt ein, dass Fachpersonen es auch aushalten müssen, wenn von ihnen begleitete Personen Entscheidungen treffen oder ein Denken oder Verhalten an den Tag legen, mit dem sie nicht einverstanden sind (natürlich nur, solange dies nicht unsere Interventionspflicht bei unmittelbarer Fremd- oder Eigengefährdung berührt).

Ermächtigung ist ein wesentlicher und unverzichtbarer Bestandteil eines gelungenen Recoveryprozesses. Dieser Prozess kann besser gelingen, wenn stimmenhörende Menschen immer wieder aktiv ermutigt werden, eigene Lösungen und Wege zu finden und mithilfe ihrer ganz eigenen Ressourcen und Fähigkeiten zu beschreiten. Die Fachperson steht ihnen beratend und begleitend zur Seite, auch wenn sie selbst einen anderen Weg gewählt hätte.

→ **BERATER:** »Du willst ja gerne deine Wut ausdrücken lernen. Wie würdest du es angehen wollen?«

STIMMENHÖRERIN: »Das weiß ich nicht so recht. Darüber reden hat jedenfalls schon was gebracht.«

BERATER: »Das ist gut zu hören. Ich kann ja vielleicht einmal sagen, was andere Leute hilfreich gefunden haben. Einige haben ihre Wut und ihren Ärger niedergeschrieben; andere haben sich vorgestellt, der Täter sitzt auf einem Stuhl und sie können ihm alles sagen; andere fanden es gut, einen stillen Ort zu suchen und einfach mal zu schreien; wieder andere malten ihre Erfahrungen und Gefühle. Vielleicht guckst du einfach, was zu deinem Stil am besten passt. Vielleicht hast du ja auch eine ganz eigene Idee.«

STIMMENHÖRERIN: »Ich würde gerne hinaus in den Wald gehen, dort den Täter aus Stöcken und Zweigen nachbauen und dann laut schreiend auf ihn einschlagen. Könntest du mich dabei begleiten?«

BERATER: »Das kann ich gerne machen.« <

Einflussnahme auf Überzeugungen → Aus der kognitiven Verhaltenstherapie bei Psychosen (RHODES & JAKES 2009) kommt eine Strategie, die wir hier vorstellen wollen, auch wenn diese Technik für den gemeinsamen Prozess nicht immer hilfreich ist. Es geht um das direkte Infragestellen von Überzeugungen, z. B. in der Art: »Sind Sie sich sicher, dass diese zum Töten aufrufende Stimme mit dem Gott der Bibel viel gemeinsam hat, wie Sie es behaupten?«

Hier sollte man jedoch nicht insistieren. Es zeigt sich immer wieder, dass es einen Grund gibt, warum die stimmenhörende Person so lange an einer bestimmten Überzeugung festhält, wie sie es tut. Das heißt nicht, dass man nicht alternative Sichtweisen anbieten kann. Allerdings sollte dies erst ab dem Konstruktprozess (also nach der Beendung des Stimmeninterviews und des Stimmenberichts) geschehen und auch nur als Angebot. Man sollte auch nicht zu lange mit diesem Versuch der Überzeugungsänderung verbringen, sondern weiter nach konkreten Umgangsmöglichkeiten innerhalb des Überzeugungssystems Ausschau halten. Denn egal welches Überzeugungssystem die Person hat: Letztlich sind die Prozesse der Rückgewinnung von Autorität und Entscheidungsmacht oft ähnlich. Entscheidend ist nicht, wie viel Macht etwa Stimmen, Geister und Dämonen von sich aus haben, sondern wie viel Macht ihnen von der Stimmenhörerin zugesprochen wird. Auch innerhalb einer Weltsicht, die von der Existenz von Dämonen ausgeht, hat der Dämon laut Experten nur »Macht«, wenn er ein bestehendes emotionales Bedürfnis anspricht (ZANDER 2001; FORTEA 2006; GRÜN 2007).

Das Angebot, die Macht der Stimmen infrage zu stellen, wird nicht immer angenommen, und das sollte dann auch respektiert werden. Gleichzeitig kann man weiter nach Möglichkeiten einer Stärkung der Macht der stimmenhörenden Person Ausschau halten.

Langfristige Strategien

Wenn der Umgang mit den Stimmen sich verbessert, werden Zeit und vor allem Kräfte frei, die es gestatten, sich auch anderen »Baustellen« im Leben zuzuwenden. Nicht selten bestimmte der Versuch, die Kontrolle über die Stimmen zu gewinnen, so lange das Leben, dass ganze Bereiche brachliegen: Arbeit und Beschäftigung, Partnerschaft und soziale Aktivitäten, selbstständiges Wohnen usw. Es geht sozusagen um ein Leben jenseits der Stimmen, das weniger von psychiatrischen Diensten und Einrichtungen geprägt ist. Natürlich sollte auch dieser Prozess vor allen Dingen von der stimmenhörenden Person selbst bestimmt werden.

Es kann sein, dass dieser Prozess sehr langwierig ist und ein breites Spektrum personenzentrierter Hilfen erfordert. Es kann aber auch sein, dass die erfahrungsfokussierte Beratung sehr schnell zu spektakulären, lebensverändernden Einsichten und auch innerlich und äußerlich wahrnehmbaren Erleichterungen oder positiven Veränderungen führt. In der Regel ist aber eine intensive Beratung und Begleitung nötig, um die Stimmen zu decodieren und alternative Bewältigungsstrategien zu entwickeln. In jedem Fall ist es ratsam, die Phase der Veränderung eine Weile weiter zu begleiten, damit sich neue Umgangsformen mit Stimmen und Emotionen verfestigen können. Jede Haltungs- und Verhaltensänderung braucht Zeit, bis der neu eingeübte Zugang zu einer normalen Umgangsweise wird.

Die erfahrungsfokussierte Beratung selbst kann aber an dieser Stelle langsam einen Abschluss finden. Möglicherweise kann die Person aus der psychiatrischen Unterstützung entlassen werden. Wenn sie noch weiter an einer sozialemotionalen oder biografischen Verarbeitung oder einer besseren sozialen Wiedereingliederung arbeiten möchte, können auch diese Punkte angegangen werden. Dies kann unter Umständen auch mithilfe von Kolleginnen und Kollegen anderer Einrichtungen und Dienste, einer Genesungsbegleiterin oder unter größerer Einbeziehung des sozialen Umfelds geschehen. So kann z.B. die weitere Bearbeitung von Traumata therapeutisch unterstützt werden oder auch die Lösung sozialer Konflikte, etwa mit dem eigenen sozialen Umfeld oder der Familie.

Prozess der gemeinsamen Stimmenarbeit in der Praxis: Beispiele

Wir stellen im Folgenden Beispiele aus der Praxis vor, die die erfahrungsfokussierte Beratung in verschiedenen Settings zeigen.

An dieser Stelle sei für potenziell interessierte Begleitpersonen noch einmal darauf hingewiesen, dass das Ausmaß des Leidens, das bei der vertrauensvollen Öffnung von Stimmenhörenden sichtbar wird, auch für die Fachpersonen aushaltbar sein muss. Auch Fachpersonen brauchen Mut, um sich den oft sehr schwierigen Stimmen- oder Lebenserfahrungen der Stimmenhörerinnen und -hörer zu stellen. Diese können sich als durchaus herzzerreißend erweisen.

Es kann zum Teil auch beschämend sein, wenn wir durch diesen neuen Zugang der erfahrungsfokussierten Beratung verstehen, dass trotz allerbester Absichten, die wir uns und allen psychiatrisch Tätigen erst einmal unterstellen, die meisten Stimmenhörenden durch unsere vornehmlich biologischen Modelle eine tief gehende Ablehnung erfahren haben. Diese hat nicht selten dazu geführt, dass sie aus Angst vor weiterer Hospitalisierung, mehr Medikamenten und größerer Ausgrenzung weder mit ihrem sozialem Umfeld noch mit uns Fachpersonen vertrauensvoll, offen und ehrlich über ihre Erfahrungen sprechen konnten. Dabei ist den meisten Fachpersonen klar, dass es eigentlich ihre Aufgabe ist, neues Vertrauen in die eigenen Fähigkeiten zu wecken. Wenn wir aufhören, nach Krankheit und Problemen zu suchen, und stattdessen das persönliche Erleben der Stimmenhörenden ernst nehmen, müssen wir auch akzeptieren, dass unsere Einrichtungen und wir selbst oft zu Mitunterdrückern, Mitverschweigern und damit auch zu Mitverantwortlichen an diesem Leiden wurden. Das können wir ändern, indem wir der Sicht und dem Erleben der Stimmenhörerinnen und -hörer endlich den Stellenwert zumessen, der ihnen zusteht. Dies erfordert in gewisser Weise auch von uns einen eigenen, uns selbst und die gesellschaftlichen Verhältnisse ständig hinterfragenden Recoveryprozess.

Viele Klienten und Klientinnen sind – und daran sollten wir immer denken – vor der Auseinandersetzung mit der erfahrungsfokussierten Beratung als »chronisch krank« eingestuft worden. Die Praxisbeispiele berichten also zum größten Teil von Erfahrungen mit Stimmenhörenden, von denen konventionell gedacht wurde, dass man nicht (mehr) konstruktiv mit ihnen an einer Verbesserung ihrer Situation arbeiten könne. Bevor wir jedoch zu den Beispielen kommen, fassen wir noch einmal kurz zusammen, in welchen Situationen sich die erfahrungsfokussierte Beratung in der Praxis anbietet.

Indikationen für die erfahrungsfokussierte Beratung

Akutsettings → In Akutsettings kann manchmal nur das Interview durchgeführt werden. Es tritt aber bereits allein mithilfe des Interviews manchmal eine starke Leidensdrucklinderung nicht nur in Bezug auf die Stimmen, sondern auch auf Ängste, Wahn, Denkstörungen u.a. ein. Eine akute Psychose oder formale Denkstörungen sind überhaupt kein Hinderungsgrund, sondern machen die Arbeit manchmal sogar einfacher, da die Stimmenhörerin freier erzählen mag. Gelegentlich muss die Anwendung der erfahrungsfokussierten Beratung auf eher kreative und informelle Weise geschehen.

Langzeitsettings und ambulante Unterstützung → In Langzeitsettings und ambulanter Unterstützung kann der notwendige beruhigende Umgang mit Ängsten die Arbeit manchmal etwas mehr in die Länge ziehen, sie bleibt aber genauso relevant und möglich.

Menschen, die Stimmen hören oder ähnliche Erfahrungen schildern und darunter leiden → Unabhängig davon, ob die Stimmenhörerin eine Diagnose hat, kann man bei Menschen, die Stimmen hören und darunter leiden, nicht nur das Maastrichter Interview selbst einsetzen, sondern auch die Folgeschritte wie Stimmenbericht, Stimmenkonstrukt, Stimmendialog und alle weiteren Interventionen nutzen. Dies können z.B. Menschen mit den Diagnosen Schizophrenie, dissoziative Störungen, Ängste, (komplexe) posttraumatische Belastungsstörungen, Persönlichkeitsstörungen, Depressionen, aber auch ohne Diagnosen sein.

Menschen, die einen Leidensdruck durch die Stimmen nicht klar benennen oder erkennen, aber trotzdem leiden → Sie drücken ihre stimmenähnlichen Erfahrungen z.B. auf folgende Weise aus:

- Nimmt Geister, Gott, Tiere usw. wahr.
- Nimmt Außerirdische, Überwachung, berühmte Persönlichkeiten usw. wahr.
- Drückt nicht näher definierte (Fremd-)Einflüsse aus.
- Verneint Stimmen – erlebt aber nicht geteilte Realitäten (traditionell Wahn genannt). Hier kann man entweder nicht geteilte Realitäten als Erklärung für bisher nicht erkannte Stimmen entdecken oder auch mit der nicht geteilten Realität auf ähnliche Weise arbeiten wie mit den Stimmen, sollten ihr keine stimmenähnlichen Erfahrungen zugrunde liegen.
- Präsentiert sich als psychotisch mit nicht geordneten Gedanken (traditionell Denkstörungen genannt) oder als sehr abgelenkt, unruhig, gedanklich beschäftigt. Erfahrungsgemäß sind meistens stimmenähnliche Erfahrungen ausschlaggebend für ein solches Auftreten, auch wenn dies noch nicht als solches von der Klientin oder der Fachperson erkannt oder benannt wird.
- Sieht Visionen, spürt Dinge, hat unübliche Überzeugungen usw.

Wenn ein Beratungsbedarf identifiziert wurde, kann nach der Etablierung einer sicheren Vertrauensbasis die Arbeit beginnen.
Die nachfolgenden Beispiele sind typisch und können deshalb für Anfängerinnen und Anfänger eine Orientierungshilfe sein.
Dass in fast allen Fällen die Stimmen mit Missbrauchserfahrungen in Zusammenhang stehen, soll nicht heißen, dass dies in jedem Fall so sein muss. Relevante ungelöste Lebenserfahrungen, die sich durch die Stimmenerfahrung ausdrücken, können z. B. auch Mobbingerfahrungen, Identitätskrisen und ähnliche existenzielle Fragen sein. Allerdings sind Missbrauchserfahrungen als Kernerfahrung in der persönlichen Stimmenhörgeschichte nicht ungewöhnlich. Sie werden auch in der Literatur immer wieder betont (Varese u. a. 2012; Romme & Escher 2013).
Für die begleitende Fachperson ist es in jedem Fall wichtig, auch von der eigenen Wahrnehmung abweichende Erklärungen nicht infrage zu stellen. Vielmehr gilt es, geduldig mit der stimmenhörenden Person alle Möglichkeiten im Dialog mit den Stimmen zu überprüfen und die Stimmenhörerin lediglich darin zu unterstützen, eine für sie plausible Erklärung zu finden, die ihr einen konstruktiven Umgang mit den Stimmen ermöglicht.

Wir beginnen mit einem Beispiel, das deutlich macht, dass man auch ohne eine Ausbildung in erfahrungsfokussierter Beratung von der Nutzung des Maastrichter Interviews und des Stimmenberichts profitieren kann. Es wird allerdings auch deutlich, dass so ein Versuch einen großen »Beziehungskredit« erfordert und die Supervision in erfahrungsfokussierter Beratung sehr hilfreich ist.

Alle anderen Beispiele stammen von Fachpersonen mit langjähriger Erfahrung in der erfahrungsfokussierten Beratung. Darunter sind auch solche, die zeigen, dass die erfahrungsfokussierte Beratung allein nicht automatisch zu Recovery führt, sondern dass ein unterstützendes, recoveryorientiertes psychiatrisches Umfeld dazukommen muss und natürlich auch die Motivation der Stimmenhörerin. Ohne die immer wieder neu zu treffende Entscheidung und Motivation der Stimmenhörerin für einen neuen, konstruktiveren Lebensweg, eine lösungsorientierte Auseinandersetzung auch mit schwierigen Lebensthemen sowie die Beibehaltung neu erlernter hilfreicherer Bewältigungsstrategien kann die Stimmenhörerin und damit auch die Fachperson keine wirklichen Fortschritte erreichen.

Dies trifft natürlich auch auf jede andere Interventionsform zu. Die Motivierung ist deshalb auch eine Aufgabe der Beraterin oder des Beraters. Hier wie dort gibt es keine Garantie, dass es immer gelingen wird, eine Person ausreichend zu motivieren. Dies spiegelt sich auch in der Auswahl der hier beschriebenen Beispiele wider. Gleichzeitig wird auch deutlich werden, wie viel mit einem Mal dort möglich wird, wo Recovery bisher nicht für möglich gehalten wurde, wenn sich die jeweilig begleitete Person auf den Prozess der erfahrungsfokussierten Beratung einlassen kann. Deshalb möchten wir Sie ermutigen, es immer wieder und weiter zu versuchen und nicht aufzugeben. Und es wird leichter, wenn man sich erinnert, warum vielleicht Widerstände bestehen (vgl. das Kapitel »Widerstand ist nicht typisch, aber normal«).

Aller Anfang ist schwer, aber auch ermutigend: die Sicht einer Begleiterin

Maya Furrer

Ich begann das Maastrichter Interview anzuwenden, ohne dass ich zuvor die Weiterbildung in der erfahrungsfokussierten Beratung beendet hatte. Bei meiner ersten Klientin hatte ich keine genaue Vorstellung davon, wohin uns die gemeinsame Arbeit führen kann. Trotzdem habe ich mich mit Ermutigung und Unterstützung eines in der erfahrungsfokussierten Beratung erfahrenen Kollegen auf den Weg gemacht.

Bei meiner ersten Klientin brauchte ich sehr viel Zeit für das Interview, etwa zwölf Stunden. Dabei erfuhr ich unfassbar viel Neues aus dem Leben und von dem Leid der Klientin. Es war, als wenn ich einen neuen Bereich ihres Lebens kennengelernt hätte, obwohl ich sie vorher schon drei Jahre lang zweimal wöchentlich begleitet hatte und – wie mir schien – bereits vieles wusste. Die Fragen des Interviews halfen mir, die Art ihres Erlebens genauer kennenzulernen.

Die lange Dauer des Interviews und dass ich ihr nicht sagen konnte, wie es danach weitergehen sollte, begannen mich gegen Ende zu belasten. Ich hatte den Wunsch, der Klientin als Fachperson Sicherheit und Klarheit zu vermitteln und ihr direkt zu helfen. Ich fühlte mich teilweise wie eine Auszubildende, als ich merkte, dass sich die erhoffte Veränderung nicht so schnell einstellte, wie ich mir das vorgestellt hatte. Ich konnte mir zu diesem Zeitpunkt nicht vorstellen, was an den scheinbar so negativen Stimmen meiner Klientin konstruktiv sein sollte. Ich hatte nach dem Interview zwar sehr viele neue Informationen, war aber mit meinem Verständnis nicht weiter.

Viele Informationen, viele Fragen

Zu diesem Zeitpunkt nahm die Supervision eine zentrale Rolle ein. Ich konnte mir in Bezug auf den Stimmenbericht und meine ganze Unsicherheit Unterstützung holen. Leider konnte meine Klientin aus terminlichen Gründen nicht teilnehmen.

Der Supervisor stellte Fragen. Und ich stellte immer dieselbe: Was kann positiv daran sein, dass die Stimmen den Tod der Klientin verlangen oder ihr befehlen, sich selbst zu verletzen? Erst allmählich begann ich zu verstehen, dass die Stimmen Ausdruck von etwas anderem waren,

etwas, das sich zu diesem Zeitpunkt nicht anders äußern konnte. Ich erfuhr, dass die Stimmen sich veränderten, wenn anders auf sie eingegangen wurde. Wenn andere Fragen gestellt wurden und sie nicht bekämpft wurden.
Ich empfand es als große Erleichterung, als endlich ein Weg sichtbar wurde. Zwar gab es noch keinen genauen Plan für eine weitere Intervention, aber ich wusste, dass die nun folgende Stimmenarbeit wirken würde, da sich mir ein ganz neuer Zugang erschlossen hatte. Der zentrale Punkt für mich war, dass ich keine Angst mehr vor den Stimmen hatte. Auch wurde mir im Rahmen der Supervision klar, dass ich der Frage nach dem genauen Zeitpunkt und der aktuellen Situation, in der sich die jeweilige Stimme meldete, zu wenig Beachtung geschenkt hatte. Mit der Hauptfrage nach den ursprünglichen und den gegenwärtigen Auslösern arbeiteten wir weiter.
Es war schwierig, der Klientin meinen neuen Zugang zu vermitteln. Aber meine veränderte Einstellung den Stimmen gegenüber wirkte sich auf meine Fragen aus und war vermutlich auch in meiner gesamten Haltung spürbar.
Mit dem Fokussieren auf den Moment des Wiederauftauchens der Stimmen wurde es möglich, zwei Dinge auseinanderzuhalten: das Erleben meiner Klientin und die Stimmen selbst. Durch penibles Nachfragen nach den genauen Umständen, unter denen die Stimmen, die Suizidgedanken und die Selbstverletzungsaufträge auftraten, wurde klar, dass der Suizidgedanke aus emotionaler Überforderung zuerst da gewesen war. In diesen Gesprächen wurde uns bewusst, dass die Stimmen bewirkt hatten und Ausdruck dafür waren, dass die Klientin um ihr Leben kämpfte. So wurde ihr wie mir deutlich, dass die Stimmen nicht ihre Feinde sein konnten. Durch dieses Miterlebendürfen der Erfahrung meiner Klientin gelangte ich zu der Überzeugung, dass das Verstehenlernen der Stimmen auch heißt, ein Leiden verstehen zu lernen, und dass dieser Prozess bereits ein großer Teil der Intervention ist.

Veränderungen sind möglich

Während ich diesen Prozess innerlich enthusiastisch miterlebte und glaubte, bei meiner Klientin werde sich nun eine große Erleichterung zeigen, weil sie nicht mehr so sehr von ihren Stimmen geplagt wurde, war ich erstaunt, als sie mir sagte, dass damit der Kampf gegen die Stimmen wegfalle: Sie hatte gemerkt, dass sie die Stimmen nicht mehr

für alles Mögliche verantwortlich machen konnte. Sie war sich dieses Verhaltens zuvor nicht bewusst gewesen.
Mithilfe des Supervisors begannen wir, die Stimmen über den Stimmendialog als Unterstützung mit ins Boot zu holen. Die Stimmen konnten sehr genau sagen, was meine Klientin brauchte und was für sie schwierig war. Der Dialog und seine Wirkung auf den Zustand meiner Klientin bewegten mich. Sie begann, wieder die Zügel in die Hand zu nehmen, und allmählich stellte sich die Erleichterung bei der Klientin ein, die ich mir erhofft hatte. Die Stimmen veränderten sich in der Lautstärke, in Tonfall und Inhalt zum Positiven. Ich nahm die Klientin in dieser Zeit so wahr, als ob sie sich ganz auf sich selbst zurückgeworfen erlebte. Das war für mich neu und ich musste mich darauf einstellen.
Aber diese neue Haltung schien meiner Klientin zu helfen, aktiver in ihrem Leben zu werden und selbst mehr Verantwortung zu übernehmen. Sie begann, sich nacheinander verschiedener Themen in ihrem Leben anzunehmen, die ihr wichtig waren, wie das Grenzensetzen und die eigene Meinung zu sagen. Und je mehr Übung wir beide in der Stimmenarbeit hatten, je öfter gelang uns das Bearbeiten wichtiger Themen gerade auch mit der Unterstützung der Stimmen.
Auch in den nachfolgenden Begleitungen habe ich die erfahrungsfokussierte Arbeit als sehr hilfreich erlebt. Ich denke dabei insbesondere daran, dass die Präsenz der Stimmen auch anderen meiner Klientinnen helfen konnte, auf ihre Grenzen zu achten. Bei wieder anderen hat eine veränderte Beziehung zu den Stimmen dazu beigetragen, dass sie wieder mehr Freiraum für Ausbildung, Hobby und Familie haben. Mittlerweile verstehe ich die Stimmen so, dass sie konstruktiv helfen und Hoffnung vermitteln wollen. Ich verstehe ihr teilweise destruktives Verhalten und ihre Vehemenz jetzt als ein Auf-sich-aufmerksam-machen-Wollen, dann, wenn ihnen nicht wirklich zugehört und nicht auf sie eingegangen wird.

Harte Arbeit: die Sicht einer Stimmenhörerin

Oana-Mihaela Iusco

»Du musst den Panflötenspieler aus dem Fernseher retten, die Panflöte wird ihn töten. Wenn er stirbt, ist es deine Schuld, weil du ihn nicht gerettet hast.« Das war der Inhalt meiner allerersten Stimme, die ich im Alter von ca. zweieinhalb Jahren gehört habe. Es war eine tiefe, männliche Stimme mit einem sehr erhabenen, weisen, aber auch dominantem Klang. Meine Reaktion darauf entsprach meinem Alter. Das heißt, ich habe zu weinen und zu schreien angefangen, dass wir den Panflötenspieler unbedingt retten müssen, bis meine Oma den Fernseher ausgeschaltet hat.
Selbige Stimme sprach wieder zu mir, als ich fünf Jahre alt war, und kam dann in recht regelmäßigen Abständen. Immer hatte sie angsteinflößende Inhalte, die mir oft auch eine große Verantwortung auf meine Schultern legte und Befehle erteilte. Zusätzlich kamen nach und nach Geräusche und Musik dazu. Mit ca. sieben Jahren wurde das Repertoire durch eine kommentierende Kinderstimme sowie Weinen, Wimmern und Schreien erweitert.

Prägende Erlebnisse

In diesem Alter fielen mir auch zum ersten Mal mehrere Dinge auf, die ich damals nicht wirklich verstand. Ich tat mich zum Beispiel mit menschenvollen Räumen schwer, weil ich das Gefühl hatte, dass ich wie ein Schwamm deren Emotionen aufnahm und teilweise übernahm. Ich bemerkte auch, dass ich immer unter einer starken, omnipräsenten Anspannung stand, als würde ich gleich platzen. Mir fiel auf, dass ich entweder still war oder viel redete und dass ich meine Aufgaben zur mir möglichen Perfektion machte oder gar nicht. Ich fand es eigenartig, dass ich mich oft nicht wirklich freuen konnte, wenn ich z. B. ein Geschenk bekam. Auch konnte ich nicht wirklich traurig sein oder weinen, wenn etwas unangenehm oder schmerzhaft war. Oft glitt ich in eine Fantasiewelt ab. Ich wusste zwar, dass diese Welt nicht real war, jedoch fühlte sie sich für mich so an. Ich fing an zu erkennen, dass etwas mit mir oder vielleicht auch mit meinem Umfeld nicht stimmte, konnte aber nicht wirklich definieren, was es war. Da mir die Phänomene, die ich erlebte, doch seltsam vorkamen, fragte ich meine Eltern, ob es Leute gäbe, die solche Phänomene erlebten. Die Antwort, die ich von meinen Eltern bekam, erschreckte mich: Sie sagten mir, dass solche Menschen verrückt seien und weggesperrt würden. Somit wusste ich, dass niemand davon erfahren durfte. Diese Einstellung übernahmen auch die Stimmen erbarmungslos.

Im Alter zwischen acht und neun Jahren dissoziierte ich das erste Mal, als sich eine für mich schmerzhafte beziehungsweise sehr verstörende sowie demütigende Beziehungssituation immer wieder wiederholte. Ich wollte dies nicht, wusste aber auch nicht, wie ich es vermeiden könnte. Weder Erwachsene noch Gleichaltrige kamen mir zur Hilfe. Stattdessen zeigten sie mir, dass die Schuld bei mir lag. Ich gelangte an einen Punkt, an dem ich glaubte, dass ich diese Situation nicht mehr überleben würde. In diesem Moment verließ mein Geist regelrecht meinen Körper. Dies kam dann regelmäßig vor. Teilweise sah ich mich auch von außen. Dann wiederum fühlte ich eher einen Kontrollverlust, als wäre ich nur die Beifahrerin in meinem Leben. Hin und wieder war ich aber auch ganz weg, also geistig nicht mehr präsent. Sobald ich wieder da war, wusste ich nicht, wer ich bin, wo ich bin und was ich da überhaupt mache. Eigentlich wollte ich in diesen Momenten nur zu meiner Mama.

Nach einer dieser Dissoziationen erschien mir eine weitere Stimme, nur dass ich dieses Mal auch die Inhaberin der Stimme sah. Diese war nämlich ich, aber irgendwie auch nicht ganz, denn diese Person war die Perfektion beziehungsweise das Idealbild meiner selbst. Sie war eigentlich sehr nett, eine gute Freundin und Begleiterin. Dann kam aber der verhängnisvolle Tag. Ich war in der Schule, sie sagte etwas Lustiges und ich lachte. Daraufhin bemerkte eine Mitschülerin zynisch, dass nur Verrückte grundlos lachen. Nach diesem Ereignis wollte ich keine Stimmen mehr hören. Ich wollte nicht verrückt sein, also beschloss ich, mich von meinen Stimmen zu verabschieden, um »normal« zu sein. Die Umsetzung dieser Entscheidung scheiterte kläglich, stattdessen wurden die Stimmen lauter und noch aggressiver. Die Idealbildstimme blieb nett, solange ich das tat, was sie mir sagte, sonst wurde sie sehr aggressiv, wütend und drohte mir. Zusätzlich wurden auch die anderen Phänomene, die ich erlebte, stärker und ich begann außerdem, erschreckende Bilder zu sehen.

Erste Bewältigungsversuche

Um mit allem zurechtzukommen, fing ich an, die Befehle der Stimmen zu befolgen. Gleichzeitig begann ich daheim und im Pausenhof einfach herumzuhüpfen, um die ständige Anspannung loszuwerden. Das war mehr oder minder erfolgreich und führte zu vielen Missverständnissen. Oft wurde ich als dumm oder faul betrachtet und vor allem wurde ich von meinem Umfeld belächelt.

So war es nicht erstaunlich, dass ich froh war, wenn ich mal nicht in die Schule musste. Mit neun Jahren war ich einmal erkältet. Ich musste daheimbleiben und Hustensaft einnehmen. Irgendwie war ich glücklich, da ich so nur mit meiner Innenwelt klarkommen musste und nicht auch noch mit der Außenwelt. Aus Neugierde fragte ich meine Eltern, was denn passieren würde, wenn man die ganze Flasche leeren würde. Ihre Antwort war, dass man dann stirbt; man dürfe nur die Menge nehmen, die der Arzt verschrieben hatte. Daraufhin liebäugelte ich mit der Idee, die Hustensaftflasche auszutrinken, denn dann müsste ich mich ja weder mit meiner Außenwelt noch mit meiner Innenwelt herumschlagen. Einige Tage später war ich überzeugt, dass das die beste Idee sei. Ich tat es bei einer Nacht- und Nebelaktion und ging dann recht fröhlich schlafen. Als ich am nächsten Tag wieder aufwachte, war ich schon ein bisschen enttäuscht und traurig, dass es nicht geklappt hatte. In diesem Moment spürte ich aber eine Hand, die meinen Kopf streichelte, und ich hörte eine unbekannte weibliche Stimme, die mich liebevoll tröstete. Diese Stimme tauchte ab dem Zeitpunkt immer auf, wenn ich Trost brauchte, z. B. wenn ich bestraft wurde.

In den nächsten Jahren veränderte sich nicht viel. Eine, mehrere Stimmen oder die anderen Phänomene kamen und gingen wieder. Manchmal waren sie für kurze Zeit da, manchmal auch für mehrere Monate. Ich gewöhnte mich daran und war jedes Mal froh, wenn sie wieder weg waren.

Der Schmerz

Mit 13 wurde ich durch mein soziales Umfeld zusätzlichen, für mich sehr feindseligen und bedrohlichen Erlebnissen ausgesetzt. Es wurde mir immer mehr bewusst, dass mein Leben, schon seit ich denken konnte, auf die eine oder andere Art erfüllt war von Schmerz, Kummer, Ausgrenzung und Gewalt in jeglicher Form. In der Folge fing ich an, mich noch mehr zurückzuziehen und noch stiller zu werden.

Eines Tages, als ich im Bad gerade mein Gesicht wusch und in den Spiegel schaute, hörte ich plötzlich eine weitere, mir unbekannte männliche Stimme. Diese Stimme sagte mir nur, dass ich an meiner jetzigen Lage und meinem Leben überhaupt selbst schuld sei. Der Blick in den Spiegel würde mir doch zeigen, wie ekelhaft ich bin, und dass ich sowieso blöd bin, sollte ich auch schon längst wissen.
Danach kamen die Stimmen und die anderen Phänomene öfter, blieben länger und waren stärker. Angst und Paranoia kamen auch noch dazu. Durch die ständige Anspannung verlor ich langsam mein komplettes Körpergefühl. Ich fühlte mich nur noch wie eine emotionslose Hülle. Um überhaupt irgendetwas zu fühlen, fing ich an, mich selber zu verletzen.
Der ganze Albtraum in meinem Inneren und auch in meinem äußeren Umfeld bewirkte, dass ich mir immer stärker wünschte, zumindest einen Bereich in meinem Leben zu haben, der in Ordnung ist. Dieser Wunsch wurde von den meisten meiner Stimmen als Munition genutzt. Sie sagten immer wieder, wenn ich nur schöner, dünner, klüger wäre, dann hätte ich sicher nicht solche Probleme. Am besten solle ich einfach nur das machen, was andere sagen, weil bei dem Mist, den ich verzapfe, meine Situation logisch sei. So oder ähnlich waren viele dieser Aussagen. Ich befolgte daraufhin alle Befehle meiner Stimmen. Allerdings änderte sich dadurch kaum etwas an meiner Lage. Sie wurde eher schlimmer. Ich fühlte mich immer mehr wie ferngesteuert. Ich dissoziierte fast dauernd, oft sogar mitten in einem Satz, und konnte dann den Satz nur ungeschickt beenden. Teilweise konnte ich auch nur handlungsunfähig meinen eigenen Taten zusehen. Entweder erinnerte ich mich nur daran wie an einen Traum, oder ich erfuhr davon lediglich durch die Erzählungen anderer.
Mit der Zeit gewann ich zwar endlich ein paar Freunde, aber ich konnte ihnen nicht wirklich vertrauen oder ein Gefühl von Freude und Zugehörigkeit empfinden, obwohl ich mir nichts mehr als diese Erfahrungen wünschte. Verzweifelt suchte ich eine Möglichkeit, meine Phänomene zu kompensieren. So fing ich an, Sport zu machen. Beim ewig langen Joggen oder Radfahren sowie beim Klettern und Schwimmen konnte ich immerhin einiges ausgleichen und fing endlich an, zumindest zeitweise ein Wohlgefühl zu empfinden.

Der Unfall

Es kam aber der verhängnisvolle Tag, kurz vor meinem 17. Geburtstag, an dem ich einen Unfall mit Schädel-Hirn-Trauma hatte. Die Folgen davon waren ein Tinnitus und abwechselnd Migräne oder Druckkopfschmerzen. Das Verheerendste aber war, dass seit dem Unfall all meine Stimmen und Phänomene noch stärker geworden waren. Plötzlich waren sie alle auf einmal und immer da, das heißt jede einzelne Sekunde – selbst wenn ich schlief. Zusätzlich hörte ich seitdem auch Kaffeehausgeräusche und Streitgespräche. Bei letzteren beiden verstand ich zwar nur Wortfetzen. Sie waren aber unglaublich laut. Außerdem bekam ich starke Schlafstörungen, sodass ich teilweise zwei Wochen lang nicht schlafen konnte. Ich fing auch an, neben der mir schon bekannten ständigen Anspannung in einigen Momenten plötzlich das mir bekannte Maximum aller negativen Gefühle (Angst, Wut, Verzweiflung, Hass usw.) auf einmal zu fühlen. Durch die ständigen Kopfschmerzen konnte ich kaum noch Sport machen, sodass ich mich immer mehr wie ein Beutetier auf der Flucht fühlte.

Im Endeffekt war ich meinen Schmerzen, Stimmen und anderen Phänomen sowie meinem ungesunden Umfeld nicht mehr gewachsen. Ich wollte keine Zugehörigkeit und keine Freude mehr. Mein größter Wunsch war nur noch, ein bisschen Ruhe zu haben. Verzweifelt ging ich zum Facharzt. Allerdings berichtete ich ihm nicht von meinen Stimmen und weiteren Phänomenen, da ich ja sonst fürchten musste, für ewig weggesperrt zu werden. Also klagte ich lediglich über die allgemeine physische und psychische Belastung durch meine Schmerzen. Ich bekam Medikamente und hoffte auf eine Besserung, die aber leider nicht eintrat. Langsam brach mein Lebenswille endgültig, meine Selbstverletzungen nahmen enorme Ausmaße an, und die meisten meiner Stimmen erklärten mir mit einer verblüffenden Logik, warum mein Suizid das Beste für mich und all meine Mitmenschen wäre. Beim Gedanken an meinen möglichen Selbstmord verspürte ich Positivität, ein Gefühl, das ich kaum kannte.

Psychiatrieerfahrungen

Folglich kam es zu meinem ersten Suizidversuch und dadurch zur ersten Einweisung in die geschlossene Psychiatrie. Ich bekam Medikamente, die bei mir leider keine Wirkung zeigten, und Psychotherapie. Bei den Fragen der Ärzte erwähnte ich nur einige meiner Phänomene und die

Stimmen gar nicht. Es änderte sich nichts, die Suche nach einem Ausgleich oder einer Kompensation blieb vergeblich. Da mir damals noch das Verständnis dafür fehlte, wie wichtig es ist, sich wirklich den Dingen zu stellen, war das Einzige, was ich auf diesem Weg fand, nur noch mehr Gewalt, Schmerz und Kummer. Meine Stimmen kommentierten nicht ohne Ironie, dass ich wirklich keine Stimmen höre oder andere Phänomenen wahrnehme. Ich sei nur ein Weichei und eine Versagerin.
Nach kurzer Zeit folgte der zweite Suizidversuch. Dieses Mal war der Bereitschaftsarzt ein ausgezeichneter Kinderpsychiater, der eine so sanfte Vorgehensweise hatte, dass ich mich bezüglich meiner Stimmen und anderen Phänomenen ein wenig mehr öffnen konnte. Zu meiner Erleichterung wurde ich nicht für immer und ewig weggesperrt. Die neuen Medikamente zeigten aber auch keine Wirkung. Ich hatte zwar eine tolle Ärztin und Therapeutin, aber ich war schon zu gebrochen und hatte resigniert. Deshalb folgte nach wenigen Wochen der dritte Versuch. Meine Todessehnsucht und mein Leidensdruck waren zu groß. Das führte dann auch zu meinem längsten Aufenthalt in der Psychiatrie – mit vielen Fixierungen.

Eine wichtige Entscheidung

Eines Tages, ich war 19 und in der Psychiatrie an meinem Bett fixiert, fantasierte ich von meinem eigenen Tod. Da wurde eine Frau mittleren Alters ins Zimmer gebracht, die an einem Valiumtropf hing. Obwohl diese Frau nichts Auffallendes an sich hatte, war ich wie hypnotisiert. Ständig musste ich sie betrachten. Plötzlich bemerkte sie mich und schaute mir in die Augen. Sie hatte solch eine Traurigkeit in ihrem Blick, sie wirkte, als wäre ihre Seele schon gestorben.
Nach einiger Zeit bekam sie Besuch. Ich versuchte, meinen Blick von ihr und ihrem Besuch abzuwenden. Es gelang mir aber nicht, da ich sah, wie ihre Kinder mit ihren kleinen Händchen verzweifelt versuchten, ihrer Mutter eine liebevolle Geste zu schenken. Diese Kinder verzehrten sich so sehr nach der Liebe ihrer Mutter. Der Mutter gelang es aber nicht, ihnen diese zu geben, weil sie innerlich schon zu tot schien.
Ich realisierte, dass ich eine Entscheidung treffen musste. Ich sah drei mögliche Wege. Der erste war der endgültige Suizid. Beim zweiten sah ich, dass ich immer wieder in der Psychiatrie enden würde: Heimgesucht vom Schmerz, den Stimmen und den anderen Phänomenen würde ich mir immer wieder meinen eigenen Tod wünschen. Der dritte Weg war,

die Auseinandersetzung mit den Scherben meines Selbst zu wagen und das Leben zu wählen. Ich entschied mich für den dritten Weg, allerdings nur unter einer Bedingung: Ich musste mir selbst versprechen, ganz gesund zu werden und mich nicht mit weniger Erfolg zufrieden zu geben als jeder »normale« Mensch. Eine Umstellung der antipsychotischen Medikation unterstützte meine Entscheidung, weil sie mir zwar selten, aber immerhin manchmal ermöglichte, meine eigenen Gedanken von meinen Stimmen zu unterscheiden. Diese Wirkung war mir so viel wert, dass ich alle Nebenwirkungen wie extreme Müdigkeit, Immunschwäche, massive Gewichtszunahme usw. ohne zu zögern in Kauf nahm und die Medikamente akribisch genau einnahm.

Harte Arbeit

Die Entscheidung für das Leben wurde mir von meiner Innen- sowie Außenwelt immer wieder sehr schwer gemacht. Aber ich hielt an der Entscheidung fest. Es kamen viele Rückschläge, aber jedes Mal stand ich wieder auf und dachte mir nur: »Nicht aufgeben, morgen wird's sicher besser. Mach weiter, irgendwann wird die Sonne wieder aufgehen.« Ich begann, in der Psychotherapie sehr langsam die zahlreichen Traumata meiner Vergangenheit zu bearbeiten, meine Stimmen und die anderen Phänomene sowie – laut meiner Therapeutin – meine starke Hochsensibilität. Zeitgleich setzte ich mich mit den Herausforderungen meines Alltags auseinander, den Stigmata und Selbstdiskriminierungen, die meine verschiedenen Diagnosen mit sich brachten. Anfänglich bekam ich Diagnosen der Borderline-Persönlichkeitsstörung und der rezidivierenden Depression mit psychotischen Symptomen und Depersonalisationssyndrom. Später kamen auch die Diagnosen der dissoziativen Identitätsstörung und der schizoaffektiven Störung dazu. Meine Ärztin meinte, dass sie es grundsätzlich vermeide, solch stigmatisierende Diagnosen Kindern und Jugendlichen zu geben, und diese auch ungern bei jungen Erwachsenen wie mir vergebe, allerdings habe sie bei meinen Symptomen keine andere Wahl gehabt. Gerade die letzten beiden Diagnosen waren dadurch bedingt, dass ich langsam aufgehört hatte, die Ärzte aufgrund von Angst und Scham anzulügen. Ich hatte eingesehen, dass sie mir am besten helfen können, wenn ich ehrlich zu ihnen bin.

Erste Erfolge

Die Aufarbeitung meiner Erfahrungen nahm immer mehr Raum in meinem Leben ein. Es stapelten sich Lebenshilfebücher neben Fachbüchern, ich übernahm alles, was mir irgendwie guttat. Langsam stellten sich die ersten kleinen Erfolge ein, sodass ich z. B. mit 21 Jahren meine Schulausbildung, zwar mit Ach und Krach, aber dennoch abschließen und mein Studium beginnen konnte.

Das Studium wirkte zunächst wie eine Sackgasse, denn in den vollgefüllten Hörsälen entfalteten sich meine Phänomene und Stimmen zum Maximum. Durch die starken Medikamente und die Reizüberflutung schlief ich öfters und auffällig während der Vorlesungen ein, zusätzlich wurde die Arbeit von monatelangem Lernen durch starke Einflüsse der Stimmen und der anderen Phänomene bei den Prüfungen zunichtegemacht. Ich wollte das Studium schon abbrechen, aber mich plagte die Frage, wenn ich dieses Ziel aufgeben würde, würde ich dann in schweren Zeiten nicht auch mein Ja zum Leben überdenken? Dieses Risiko war mir zu groß, sodass ich mein Studium fortführte.

So musste ich langsam lernen, nach jedem Rückschlag mit der ständigen Suche nach neuen Methoden und Lösungsansätzen wieder aufzustehen, und ich versuchte auch immer mehr, zu mir und meinen Phänomenen zu stehen. Den bedeutendsten Schritt, retrospektiv betrachtet, ging ich mit 24 Jahren, als ich mich entschied, zu versuchen, alles so anzunehmen, wie es ist. Dies führte zu weiteren Erfolgen, sodass ich z. B. beim Studium neu und mit Erfolg durchstarten konnte. Auch konnte ich nun mit einigen meiner Stimmen gelegentlich kommunizieren – allerdings nur sporadisch und mit zeitlicher Verzögerung. Gleichzeitig erlebte ich allerdings auch noch viele weitere Rückschläge. Aber ab und zu entwickelte ich einen sehr kreativen Umgang mit den Stimmen, den anderen Phänomenen und mit meinem Alltag. In der Folge traten neue positive Eigenschaften und Veränderungen ein. Ich gewann z. B. tolle Freunde und konnte es auch oft genießen, mit den Freunden zusammen zu sein, ohne Angst zu haben, dass sie nur so taten, als seien sie nett.

Ich veränderte auch meine Ansprüche, absolute Gesundheit war kein Ziel mehr für mich. Stattdessen wollte ich möglichst gut leben. Mein Ehrgeiz war weiterhin, all das zu erreichen, was auch »normale« Menschen haben. Obwohl mich die Erfahrungen mit den Stimmen und den anderen Phänomenen neben den Belastungen des Alltags (Arbeit, Studium usw.) oft an meine physischen und psychischen Grenzen bringen, bin ich der festen Überzeugung, dass diese Ziele der Motor meines Lebenswillens sind. Dadurch war es mir möglich, seit meiner Entscheidung krankenhaus- und selbstverletzungsfrei zu bleiben.

Neue Horizonte

Vor eineinhalb Jahren, als ich 29 war, erfuhr ich von einem lieben Freund von einer Fortbildungsreihe »Stimmenhören verstehen in der erfahrungsfokussierten Beratung«, geleitet von zwei Fachpersonen, jeweils in Kombination mit einer stimmenhörenden Erfahrungsexpertin. Schon am ersten Tag der Fortbildung hatte ich den Eindruck, endlich ein Werkzeug-Kit für meinen Umgang mit den Stimmen und den anderen Phänomenen gefunden zu haben. Enthusiastisch meldete ich mich im Laufe der dreiteiligen Fortbildung immer wieder freiwillig als praktisches Beispiel für das Maastrichter Interview, den Stimmenbericht, die Konstrukterstellung und für den Stimmendialog. Dadurch erfuhr ich in kurzer Zeit richtig viel über meine Stimmen und ihre Absichten, auch der Zusammenhang zu meinen erlebten Traumata wurde mir klar. Plötzlich sah ich die guten Absichten hinter allen Stimmen.

Zum Beispiel ging es beim eingangs erwähnten Panflötenspieler eigentlich um meine Tante. Sie war einige Tage zuvor von meiner Oma auf schreckliche Weise verprügelt worden. Ich hatte hierbei nur zuschauen können. Die Stimme wollte mir vor Augen führen, dass ich sie genauso wenig hätte retten können wie den Panflötenspieler im Fernsehen. Bei den später erlebten Beschimpfungen durch meine Stimmen wollten sie mich eigentlich auch nur provozieren, damit ich endlich zu mir stehe. Sie wollten mich gar nicht noch mehr runtermachen, wie ich es immer gedacht hatte.

Ganz wichtig war für mich auch, dass mir durch die Fortbildungen bewusst wurde, was für beeindruckende Überlebensmechanismen ich von klein auf entwickelt hatte und wie stark ich eigentlich immer schon gewesen war. Dies stand im völligen Gegensatz zu meiner bisherigen Sichtweise. Trotz der Anerkennung meiner Traumata – auch in der Therapie – hatte ich immer noch den Eindruck, dass die mir gegebenen Diagnosen letztlich ausdrückten, dass ich irgendwie schwächer als andere war und deswegen nicht mit diesem Stress umgehen konnte. Ich hatte aber einfach zu viele schlimme Dinge erlebt.

Es war natürlich nach wie vor schwer, mich nun diesen schwierigen vergangenen Erfahrungen zu stellen. Allerdings wurde es mir dadurch

erleichtert, dass ich begriff, dass ich eigentlich viel stärker gewesen war und bin, als ich immer gedacht hatte. Ich verstand meine Situation nun viel besser, und das verbesserte alles.
Auch wenn die Therapiegespräche mir Trost gespendet hatten, so hatten sie mir doch nicht geholfen, Zusammenhänge herzustellen. Dadurch blieb ich letztlich auch irgendwie krank. Eine aktive Auseinandersetzung mit den Stimmen war so nicht möglich.

Ein neues Ich

Durch die Fortbildung machten meine ganzen Erfahrungen nun mit einem Mal doch Sinn. Meine Stimmen und andere Erfahrungen waren nicht mehr ein Zeichen von Krankheit. Vielmehr schienen sie so etwas wie eine natürliche Anpassungsreaktion auf mich überwältigende Erlebnisse. Sie waren ein Versuch, damit umzugehen, sogar ein Zeichen persönlicher Stärke. Es war das soziale Umfeld, das negativ auf meine Stimmen reagiert hatte und mich dann auch dazu animierte, sie abzulehnen. Die alte Scham war jetzt weg und ich fing sogar an, die Stimmen als gute Freunde für mich zu nutzen.
Immer wenn mich jetzt etwas überwältigt, kann ich nun mithilfe dieses neuen Denkens herausfinden, was eigentlich los ist. Manchmal gelingt dies durch den direkten und jetzt sehr konstruktiven Austausch mit den Stimmen, manchmal, indem ich einfach nur genau hinhöre. Die Stimmen können mir jetzt konkret im Umgang mit mir selbst und auch Beziehungen helfen, einen besseren Umgang zu finden. Sie ermutigen mich z. B., wertschätzender mit mir selbst umzugehen oder mich meinen Schuldgefühlen zu stellen.
Ich sehe mich nicht mehr einfach nur als eine psychiatrische Diagnose, mit der ich nicht wirklich etwas anfangen kann. Ich lernte jetzt, mich aktiv und konstruktiv mit den Stimmen auseinanderzusetzen. Der Alltag wird so leichter, da ich viel schneller Sachen verstehen und bewältigen kann. Nur noch selten ziehe ich mich nun z. B. einen Monat lang zurück und gehe nicht mehr raus, weil die Stimmen viel zu viel sind. Selbst wenn ich mich mal länger zurückziehe, fühlt sich das besser an, weil ich mich nicht mehr in Selbstmitleid und Selbsthass suhle. Stattdessen schaue ich mir mit Mitgefühl die aktuellen oder vergangenen Auslöser dieses Zustands an. Eine ganz konkrete Möglichkeit, die ich für mich entwickelte, ist z. B., die Stimmen morgens und abends in einer gedachten, aber für mich realen Bibliothek an einen runden Tisch zu holen. So haben alle

das Gefühl, zu Wort zu kommen. Das heißt für den Rest der Zeit, dass sie zwar weiter da sind, aber sie sind zurückhaltender, weil sie wissen, dass ich ihnen bei der nächsten Gelegenheit wieder zuhören werde.
Durch den direkten Austausch mit den Stimmen gibt es viel weniger Missverständnisse. Die Stimmen setzen mir viel weniger zu, meine Konzentration ist besser und ich komme auch im Studium besser mit. Auch meine Kontakte zu anderen haben sich im Vergleich zu vor den »Stimmenhören verstehen«-Fortbildungen stark verbessert. Ich kann in meinem engsten Kreis mittlerweile offener über meine Stimmen und Phänomene sprechen und damit umgehen. Ich habe dabei nicht mehr das Gefühl, mich zu erniedrigen oder den Leuten Gelegenheit zu geben, mich diagnostisch abzustempeln. Jetzt habe ich eher den Eindruck, dass ich über logische Bewältigungsstrategien, Kreativität und Stärke rede.
Zwar ist die erfahrungsfokussierte Beratung keine Wunderpille, sondern harte Arbeit. Allerdings hat sie sich für mich sehr gelohnt, denn so vieles ist einfacher geworden. Ich war vorher doch noch immer sehr wacklig gewesen, und die Stimmen konnten mich immer noch sehr zurückwerfen. Ich hatte immer Angst gehabt, mich meinen traumatischen Erlebnissen und Stimmen zu stellen, deshalb habe ich es auch jahrelang nicht gemacht. Nun lernte ich – wenn ich auf meine Grenzen achte und mir z. B. immer nur eine Stimme vornehme und nicht alles auf einmal machen und verstehen möchte –, dass ich sehr wohl stark genug bin, mich allmählich allem zu stellen.
Medikamente waren nach meiner Erfahrung immer mal wieder – wenn auch nicht immer – hilfreich. Allerdings bleibt mein Langzeitziel, ganz medikamentenfrei zu sein. Inzwischen konnte ich meine antipsychotischen Medikamente auch deutlich reduzieren, ich nehme sie nur noch bei Bedarf.
Ich war lange Koleiterin der örtlichen Stimmenhörergruppe, mittlerweile leite ich die Gruppe für junge Erwachsene mit psychischen Problemen. Die friedliche Annahme der Stimmen und der freundliche Umgang mit ihnen haben mir wirklich geholfen. Ich weiß von meiner Therapeutin, dass nur wenige Leute mit meinen Diagnosen nicht immer wieder stationär behandelt werden. Doch ich denke: Wenn ich das kann, dann können andere das auch. Die Trennung von einem Krankheitsbild, die Akzeptanz all dessen, was ist, sowie die Entscheidung für das Leben waren für mich zentral, um mich selbst als die starke und kreative Person zu entdecken, die ich eigentlich bin.

Wut, Verrat und Enttäuschung

Thomas ist ein fünfzigjähriger Mann, der seit sieben Jahren arbeitssuchend ist. Er hat die Diagnose einer psychotischen Depression. Er berichtet, dass er seit siebeneinhalb Jahren Stimmen hört und seit sieben Jahren und drei Monaten auch verschiedene antipsychotische Medikamente bekommt, die er gewissenhaft einnimmt. Trotz Behandlung und intensiver aufsuchender psychiatrischer Unterstützung ändert sich nichts, und seine Stimmenbelastung hat zur Folge, dass er stark suizidal ist. Er hat schon mehrmals Überdosen genommen. Er lebt zusammen mit seiner Frau, die indischer Herkunft ist. Sie arbeitet, während er entweder zu Hause ist oder in die Kneipe geht. Sein Vater war im gehobenen Dienst bei der Polizei und ist bei einem Betriebsunfall gestorben, als Thomas vier Jahre alt war. Mit seiner Mutter, der es körperlich immer schlechter geht, hat er regelmäßigen Kontakt, mit seinem Bruder nur gelegentlich.

Maastrichter Interview

Der Interviewprozess zieht sich über ca. sechs Treffen hin, obwohl Thomas sich gut auf den Prozess einstellen kann. Es stellt sich heraus, dass Thomas zwei männliche Stimmen hört. Eine namenlose Stimme, die etwas älter ist als er, und eine weitere, einen Kobold, der sich manchmal uralt zeigt, aber auch wie ein Kind auftritt. Beide Stimmen sind ungefähr seit siebeneinhalb Jahren präsent.

Maastrichter Bericht

Im Folgenden wird in Auszügen der Maastrichter Bericht dargestellt. Bitte beachten Sie, dass die Verfassung eines vollständigen Berichts sowohl durch die Fortbildungen des Netzwerks Stimmenhören als auch des efc Instituts vermittelt wird, die beide auf dem Grundlagenwerk »Stimmenhören verstehen« (Romme & Escher 2013) aufbauen. Die Informationen, die in dem Bericht zu finden sind, wurden zum großen Teil erst durch das Maastrichter Interview gewonnen und dann durch den Maastrichter Bericht geordnet. Dies ging nur durch gezieltes und geduldiges Nachfragen, da für Thomas bis zum Maastrichter Interview viele Verbindungen nicht klar waren und auch ungeordnet ausgedrückt wurden.

1. Art der Erfahrung

Thomas kann zwei Stimmen hören, die andere Menschen nicht hören können. Eine der Stimmen, den Kobold, kann er auch manchmal sehen. Die Stimmen sind nicht Teil von ihm und kommen von außen. Er hat bisher noch nicht probiert, mit ihnen zu sprechen.

2. Eigenschaften der Erfahrung

Thomas hört zwei Stimmen. Die Anzahl der Stimmen hat sich nie geändert.
a) Namenlose männliche Stimme, 51 Jahre alt, redet abfällig, abwertend: »Du bist kein richtiger Mann.« Sie ist täglich präsent, erinnert Thomas an niemanden, den er kennt.
b) Kobold, männlich, wechselnd uralt und sehr jung, ein Kleinkind, strenger Ton, aggressiv, wütend: »Bring deine Mutter um!« »Bring dich selbst um!« »Geh nicht raus!«, mehrmals täglich präsent, erinnert ihn an niemanden, den er kennt.

3. Geschichte des Stimmenhörens

a) Die namenlose Stimme kam vor siebeneinhalb Jahren, nachdem er von Freunden betrogen worden war und jedes Vertrauen in sie verlor. Seitdem hat sie sich nicht sehr verändert. Thomas hat nicht das Gefühl, dass ihr Auftreten mit irgendwelchen Lebensereignissen verbunden ist.
b) Der Kobold kam auch vor siebeneinhalb Jahren. Seine Mutter ist vor vier Jahren unheilbar erkrankt und es sieht so aus, als wenn sie bald sterben wird. Seit der Erkrankung der Mutter wird der Kobold immer stärker. Thomas glaubt nicht, dass es einen Zusammenhang zu seinem Leben gibt.

4. Auslöser

a) Die namenlose Stimme tritt insbesondere auf, wenn Thomas nach draußen geht, z.B. beim Einkaufen. Sie ist stärker, wenn er sich unsicher fühlt und z.B. daran denkt, dass er seinen Studienabschluss nicht genutzt hat.
b) Der Kobold tritt insbesondere auf, wenn Thomas Ärger mit seiner Frau hat, wenn er frustriert wegen seiner Lebenssituation ist und wenn er an die Behandlung durch seine Mutter denkt.

5. Inhalte

a) Namenlose Stimme: »Du bist kein richtiger Mann«, »Du kannst nichts«, »Du bist das letzte Stück Dreck«, »Du Schwächling«.
b) Kobold: »Bring deine Mutter um«, »Bring dich selbst um«, »Bring deine Frau um«, »Geh bloß nicht raus, es könnte etwas passieren«.

6. Erklärungen

Thomas glaubt, dass die Stimmen Ausdruck einer psychischen Erkrankung sind. Gleichzeitig fragt er sich, ob die Stimmen ein Beweis für die Existenz Außerirdischer sind und ob andere Menschen seine Gedanken lesen können.

7. Auswirkungen

a) Thomas hat Angst, dass er von der namenlosen Stimme wieder als »Schwächling« bezeichnet wird, wenn er rausgehen würde.
b) Er hat Angst, dass etwas passieren könnte, wenn er rausgeht – wie von der Koboldstimme prophezeit.
Thomas geht aufgrund der Stimmen fast nie raus. Ihre ständige Präsenz führt aber auch dazu, dass er sich kaum auf etwas konzentrieren kann, dass er kaum liest, nur noch selten duscht und dass er viel raucht und viel Kaffee trinkt.

8. Gleichgewicht

Thomas hat sich bisher nicht getraut, mit den Stimmen zu reden. Gelegentlich traut er sich aber immerhin, rauszugehen, und bisher ist nichts Schlimmes passiert, trotz der Ankündigungen der Stimmen und seiner Befürchtungen.

9. Bewältigungsstrategien

Für beide Stimmen sind Thomas' Hauptstrategien die Einnahme antipsychotischer Medikamente, die Ablenkung mit Alkohol, Rauchen und Fernsehen. Die Ablenkung funktioniert immer nur kurz.

10. Kindheit und Lebenserfahrungen

Der Tod seines Vaters, als Thomas vier Jahre war, war für ihn ein einschneidendes Erlebnis. Ihm wurde immer erzählt, was für ein toller Mann sein Vater gewesen war und wie viel er in seinem Beruf erreicht hatte. Seine Mutter veränderte sich von einer zuvor sehr liebevollen zu einer sehr

strikten, sehr auf akademische Leistung bedachten, recht distanzierten Person. Da Thomas eine Lese- und Rechtschreibschwäche hat, bereitete ihm die Schule – im Gegensatz zu seinem Bruder – große Schwierigkeiten. Wenn Thomas daran denkt, dass seine Mutter ihn ohne seine Zustimmung für die Wiederholung der 10. Klasse anmeldete, wird er noch heute sehr, sehr wütend. Er hat seiner Mutter nie erzählt, dass er sich darüber sehr geärgert hat, nur Leistungsdruck fühlte und keine Liebe.
Vor zwanzig Jahren hat Thomas geheiratet und seitdem in einer Reihe von Jobs gearbeitet, von denen er das Gefühl hatte, dass sie ihn unterforderten. Mit seiner Frau redet er nicht über Gefühle, da sie bei dem Ausdruck von Ärger oder anderen schwierigen Gefühlen sofort zu weinen beginnt und das Gespräch beenden möchte.

11. Behandlungsgeschichte

Thomas nimmt seit sieben Jahren und drei Monaten verschiedene antipsychotische Medikamente sowie ein Antidepressivum. Keines der Medikamente hat einen wesentlichen Unterschied für ihn gemacht. Außerdem hat er allgemeine psychosoziale Beratung und Unterstützung ohne spezielle Unterstützung für die Stimmen bekommen. Auch diese hat bisher keinen großen Unterschied gemacht.

12. Soziales Netzwerk

Thomas kann mit seiner Frau und seiner Mutter nur sehr oberflächlich über seine Stimmen reden. Er geht nie ins Detail. Er lehnt den Besuch einer Stimmengruppe ab, Gruppensituationen seien nichts für ihn.

13. Fragen

Thomas hatte am Ende des Maastrichter Interviews keine weiteren Fragen, außer wie er seine Stimmen loswerden könne.

Maastrichter Konstrukt

Im Folgenden wird nun auch das Maastrichter Konstrukt in Auszügen dargestellt. Insbesondere das Erlernen einer Konstrukterstellung sollte zu Beginn möglichst durch eine erfahrene EFC-Supervisorin oder einen EFC-Supervisor begleitet werden. Wir verweisen wie zuvor wieder auf das Standardwerk »Stimmenhören verstehen« (Romme & Escher 2013) sowie auf die Fortbildungen des Netzwerks Stimmenhören und des efc Instituts.

Zur Erinnerung: Das Konstrukt sollte sich aus einem Austausch mit der stimmenhörenden Person ergeben. Dieser kann sich durchaus über mehrere Sitzungen hinziehen. Die Fachperson kann eigene Erklärungen anbieten, sollte sie aber nicht aufdrängen. Entscheidend ist vielmehr, ob die stimmenhörende Person für sich einen neuen, hilfreicheren Zugang zu den Stimmen finden kann.
In dem hier dargestellten Fall wurde das Konstrukt unter Einbeziehung der Stimmen durch einen Stimmendialog fertiggestellt.

Identität der Stimmen

a) Namenlos, männlich.
b) Kobold, männlich.

Eigenschaften der Stimmen

a) Abfällig, abwertend.
b) Auffordernd, wütend, aggressiv.

Geschichte der Stimmen

a) Trat das erste Mal auf, kurz nachdem Thomas von seinen Freunden bei der Ausübung seines Hobbys betrogen wurde. Dies verletzte ihn sehr. Er hörte dann auf, diesem Hobby nachzugehen. Mit den Freunden hat er seitdem nicht gesprochen.
b) Trat ebenfalls das erst Mal kurz nach dem Betrug durch die Freunde auf. Seit die Mutter unheilbar erkrankt ist und ihr Zustand sich immer mehr verschlechtert, wird die Stimme zunehmend laut, intensiv und erscheint häufiger.

Auslöser der Stimmen

a) Immer wenn Thomas rausgeht und daran denkt, dass er nicht genug geschafft hat in seinem Leben.
b) Vor allen Dingen, wenn er an seine Mutter denkt und wenn er wütend ist und diese Wut nicht ausdrückt.

Inhalte der Stimmen

a) »Du bist kein richtiger Mann«.
b) »Bring deine Mutter um«, »Bring dich selbst um«, »Bring deine Frau um« »Geh nicht raus«.

Kindheit und Leben

Der Tod des Vaters war sehr prägend. Zu Hause wurde und wird nicht über Gefühle gesprochen. Thomas konnte die Erwartungen der Mutter nicht erfüllen. Als Kind hatte er einmal einen Wutausbruch, der dazu führte, dass er ein anderes Kind fast zu Tode prügelte. Damals hat er sich geschworen, nicht mehr wütend zu werden. Mit seiner Frau kann er auch nicht über seine Gefühle reden.

Wen oder was repräsentieren die Stimmen?

a) Die namenlose Stimme repräsentiert eine weisere und ältere Version von Thomas, in der er es geschafft hat, zu sich zu stehen und sich als Mann wohlzufühlen.
b) Der Kobold repräsentiert insbesondere seinen bereits seit der Kindheit anhaltenden alten wie auch seinen gegenwärtigen Ärger.

Welche Funktion haben die Stimmen, auf welche Probleme weisen sie hin?

a) Thomas fühlt sich mit seinen Arbeits- und Familienrollen bisher nicht wohl und hat das Gefühl, dass er sein Potenzial nicht voll ausschöpfen kann.
b) Thomas drückt seinen Ärger nicht aus und vermeidet Situationen, in denen er sich wieder ärgern könnte.

Erörterung

Thomas hat das Gefühl, dass er bisher unter seinen Möglichkeiten geblieben ist mit dem, was er in seinem Leben erreicht hat. Er hat sich immer mit seinem Vater verglichen und spürt, dass er den Erwartungen seiner Mutter nicht gerecht geworden ist, die ihn auch mit seinem Vater vergleicht.
Die namenlose Stimme trat auf, als er mit seinem Hobby aufhörte – er hatte Oldtimer gesammelt. Dieses Hobby hatte ihm bis dahin das Gefühl einer eigenständigen Identität gegeben.
Er war verärgert über seine Freunde, hat dies aber niemals ausgedrückt. Thomas hat nie gelernt, seinen Ärger auf sozial akzeptable Weise auszudrücken. Seine Erfahrungen in der Kindheit wie auch als Erwachsener haben ihn zusätzlich entmutigt, seine Gefühle und insbesondere seinen Ärger auszudrücken. Mit Beginn der unheilbaren Erkrankung seiner Mutter wurde außerdem immer klarer, dass es wohl keine Versöhnung

mit seiner Mutter mehr geben würde, jedenfalls wollte er das Thema nicht mehr ansprechen, da er sie nicht zusätzlich belasten wollte. Je kränker sie wurde, desto lauter wurde die von seiner Koboldstimme ausgedrückte Wut.

Stimmendialog

Interessanterweise bestätigte die namenlose männliche Stimme im Stimmendialog eindeutig, dass sie nicht sagen wolle, dass er kein Mann sei, sondern dass er zu sich stehen und sein Leben leben solle.
In weiteren Gesprächen mit der Koboldstimme und mit Thomas wurde auch klar, dass der Befehl, die Mutter zu töten, für die Aufforderung stand, seinen Ärger auszudrücken und Versöhnung mit der Mutter zu suchen, bevor sie starb. Die Stimme wollte also, dass er sich unabhängig von ihr und seiner Wut machte und sein Leben lebte.
Die Aufforderung, die Ehefrau zu töten, stand stellvertretend dafür, dass er lernen sollte, seine Gefühle auszudrücken, und dass er sich nicht von seiner Frau davon abhalten lassen sollte, dies zu tun. Die Aufforderung zum Suizid und der ironische Hinweis, dass er sein Leben genießen könnte, wenn er rausginge, ließen sich als grundsätzliche Änderung der Haltung dem Leben gegenüber deuten, als Fingerzeig, sich dem Leben wieder mehr zuzuwenden und es wieder zu genießen. Auf die Frage, warum er nicht rausgehen solle, antwortete sie zum Beispiel: »Weil er dann wieder Spaß haben und sein Leben genießen könnte.« Es ging also darum, das gegenwärtige nicht erfreuliche Leben zum Positiven hin zu verändern.

Mögliche Interventionen

In den gemeinsamen Gesprächen mit Thomas wurde besprochen, wie wichtig es war, einen Weg zu finden, seinen Gefühlen Ausdruck zu verleihen, z.B. seinen Ärger über die Mutter und seine Freunde. Es ging darum, zu lernen, wie er seinen Ärger auf sozial verträgliche Weise ausdrücken könnte, ohne Angst haben zu müssen, die Kontrolle zu verlieren, wie er es als Kind erlebt hatte. Wichtig schien auch, dass er einen Weg fand, sich wieder mehr am gesellschaftlichen Leben zu beteiligen und seinen Interessen nachzugehen. Nicht zuletzt ging es darum, dass Thomas sich selbst und sein Leben anerkannte und akzeptierte, auch wenn er nicht einen so »männlichen Beruf« wie sein Vater ergriffen hatte.

Obwohl die Ziele klar waren und sowohl von Thomas als auch von der Begleitperson geteilt wurden, gestaltete sich ihre Umsetzung doch schwierig. So zeigt dieses Beispiel auch, wie begrenzt die Einflussmöglichkeiten manchmal in der Praxis sind. Es brauchte nämlich viel Ermutigung, um Thomas zu überzeugen, dass er diesen Weg gehen kann, auch wenn er ihm richtig erschien. Immer wieder fiel er zurück in eine passive Haltung, weil er den Eindruck hatte, dass er nichts mehr erreichen könnte und für immer krank bleiben würde. Das Unterstützungssystem hatte ihn ja auch über viele Jahre in genau diesem Glauben bestärkt.
Leider geriet der Recoveryprozess in der Zeit, in der der erfahrungsfokussierte Berater mit Thomas arbeiten konnte, ins Stocken. Dies heißt natürlich nicht, dass er nicht auch wieder in Gang kommen könnte. Es heißt aber, dass ein Recoveryprozess immer auch vom sozialen Umfeld, von den Einstellungen und Ängsten des Stimmenhörers und dem professionellen Umfeld abhängt. Alle diese Faktoren können eine Abhängigkeit fördern oder reduzieren. Die Ängste des Stimmenhörers gilt es in jedem Fall ernst zu nehmen. Gleichzeitig ist es gut, immer wieder die Person zu ermutigen, dass sie weiter vorankommen kann. Letztlich geht es auch in diesem Beispiel »nur« um einen anderen Umgang mit gegenwärtigen und vergangenen Gefühlen und Gedanken. Sie nicht zu vermeiden, sondern zu lernen, sie zu akzeptieren und auszudrücken, darauf kommt es an.
Die nachfolgenden Praxisbeispiele werden jeweils nicht so ausführlich den Bericht und das Konstrukt darstellen, da dies den Rahmen sprengen würde. Sie folgen aber im Prinzip dem Format dieses Praxisbeispiels.

Traumaarbeit mit den Stimmen

Paul, dreißig Jahre, hört schon seit seinem 10. Lebensjahr Stimmen. Er spricht allerdings erst seit kurzer Zeit über sie, da er vorher Angst hatte, als verrückt zu gelten. Schon seit seinem 17. Lebensjahr bekommt er intensive gemeindepsychiatrische Unterstützung und verbringt auch immer wieder einige Wochen in einer geschlossenen Einrichtung, vornehmlich dann, wenn sein selbstverletzendes Verhalten und der Wunsch, sich umzubringen, lebensbedrohlich werden. Normalerweise lässt er sich nicht auf eine Zusammenarbeit mit Mitarbeitenden ein und verweigert viele Angebote.

Als ihm einige Mitarbeitende in der Einrichtung, in der Paul gegenwärtig ein 24-Stunden-Unterstützungsangebot in Anspruch nimmt, von der Stimmenhörbewegung und der erfahrungsfokussierten Beratung erzählen, spricht er zum ersten Mal über seine Stimmen. Zu Beginn der gemeinsamen Stimmenarbeit wird deutlich, wie gewöhnungsbedürftig es für Paul ist, so offen über die Stimmen zu reden und zu versuchen, ihnen positiv zu begegnen. Es kommt ihm eher so vor, als wenn die Mitarbeitenden ein wenig verrückt sein müssten, wenn sie Stimmen für etwas Normales halten. Doch ein Mitbewohner ermutigt ihn aufgrund seiner eigenen Erfahrung mit der erfahrungsfokussierten Beratung, sich auf das Angebot der Mitarbeitenden einzulassen.

Maastrichter Interview

Bei der Durchführung des Maastrichter Interviews stellt sich heraus, dass Paul insbesondere eine Stimme hat, die ihm sehr zusetzt. Gleichzeitig wird deutlich, dass er als Kind viele traumatisierende Erfahrungen machen musste. Er war nicht nur von einer Bekannten der Familie ab dem zehnten Lebensjahr über mehrere Jahre sexuell missbraucht worden, auch bei verschiedenen Heimaufenthalten hatte er emotionale Vernachlässigung und Missbrauch erfahren. Gut ging es ihm, als er als junger Erwachsener ein paar Monate im Ausland verbrachte. Auch im Kontakt mit Hunden fühlt er sich sehr wohl.

Paul wird während des ganzen Beratungsprozesses immer wieder ermutigt, verschiedene Bewältigungsstrategien auszuprobieren. Es sieht so aus, als wenn er einen großen Schub bekommen hätte. Er ist sehr motiviert und engagiert und traut sich immer häufiger, auch gegenüber der Stimme Position zu beziehen, die ihn besonders quält. Es stellt sich auch heraus, dass die Stimme ihn insbesondere in Situationen, in denen er verärgert ist oder sich hilflos und schutzlos fühlt, zu Selbstverletzungen auffordert.

Eine ganz besonders große Rolle spielen Gespräche mit einer Mitarbeiterin und einer Freundin, denen er sowohl von den Stimmen als auch von den Emotionen und Situationen erzählen kann, die ihn bedrückten. Dies hat zur Folge, dass die Häufigkeit und Intensität der Stimme abnimmt, was wiederum dazu führt, dass Paul sich darin bestärkt fühlt, diesen neuen Ansatz weiter zu verfolgen. Er hat nicht mehr so oft das Gefühl, dass er das machen muss, was die Stimmen ihm sagen. Dies wird besonders deutlich, als er nicht mehr der Aufforderung der Stimme zur Selbstverletzung nachkommt und stattdessen das Gespräch mit der Mitarbeiterin oder der Freundin sucht oder auch für sich allein alternative Ausdrucksmöglichkeiten und Umgangsformen findet. Oft reicht das einfache Anerkennen der Emotionen im Gespräch, um eine Minderung des Leidensdrucks zu erreichen und den Druck der Stimme zu mildern. Veränderung findet also statt, ohne dass irgendjemand versucht hat, etwas an den Emotionen oder Situationen zu verändern. Im Gegenteil, es kommt wahrscheinlich genau deshalb zu Veränderungen, weil niemand mehr versucht, die jeweiligen Situationen, Gefühle, Gedanken und Stimmensituationen zu verändern.

Maastrichter Bericht

Pauls Beraterin fasst die Ergebnisse des Maastrichter Interviews in einem Stimmenbericht zusammen und bittet Paul, sich alles genau durchzulesen und gegebenenfalls zu korrigieren. Paul findet nur wenige Stellen, die er als nicht (mehr) ganz zutreffend empfindet.

Maastrichter Konstrukt

In der gemeinsamen Diskussion über die mögliche Bedeutung der Stimmen wird Paul ziemlich schnell klar, dass es eine Verbindung mit seinen traumatischen Erfahrungen gibt, insbesondere mit dem sexuellen Missbrauch. Die Stimme war nämlich nicht nur mit Beginn der Missbrauchserfahrung aufgetreten, sie schien auch in ihrem Charakter und ihrer ganzen Art der Missbraucherin zu ähneln. Auf der einen Seite beruhigt es Paul, dass er nun weiß, dass er nicht verrückt ist und dass die Stimme einen Zusammenhang mit seinem Leben hat. Auf der anderen Seite wirft diese Erkenntnis für ihn die Frage auf, ob die Stimme vielleicht nur da ist, um ihn weiter zu belästigen und vielleicht sogar weiter zu missbrauchen. Diese Vorstellung bestätigt eine große Angst, die er schon lange hat, dass die Stimme vielleicht den Missbraucher selbst repräsentieren könnte. Allerdings ist die Angst nicht größer als die, die Paul vor Beginn der Stimmenarbeit hatte, und sie führt nicht dazu, dass es ihm insgesamt schlechter geht.

Stimmendialog

Die Begleiterin schlägt Paul vor, die Stimme zu fragen, ob sein Eindruck, die Stimme sei die Missbraucherin, auch wirklich zutrifft. Der Hinweis, dass die Situation durch eine Antwort oder Einsicht nicht schlimmer

werden kann, als sie sowieso schon ist, sondern letztlich nur besser, hilft Paul, sich auf den Stimmendialog einzulassen.
Im Folgenden werden ein paar zentrale Ausschnitte dargestellt.

BERATERIN: »Du sagst, Paul solle sich umbringen. Was wäre daran gut, wenn er sich umbringen würde?«
Paul berichtet, was die Stimme darauf sagt: »Er ist doch wertlos, deshalb soll er sich umbringen.«
BERATERIN: »Warum ist er wertlos?«
STIMME: »Weil er immer alles mit sich hat machen lassen und auch immer noch alles mit sich machen lässt.«
Die Stimme erklärt nach einigem Hin und Her, dass sie insbesondere den sexuellen Missbrauch meint, den Paul mit sich »hat machen lassen«. Natürlich heißt dies nicht, dass er wirklich den Missbrauch mit sich hat machen lassen, allerdings ist es nicht ungewöhnlich für Überlebende von Missbrauch, dass sie selbst diesen Eindruck haben oder sich selbst die Schuld an dem Missbrauch geben. Außerdem weist die Stimme darauf hin, dass Paul sich in Beziehungen immer noch nicht gut abgrenzen kann und dass die Leute ihn deshalb ausnutzen und nicht gut behandeln. Die Stimme erklärt, das sei ähnlich wie in den früheren Missbrauchssituationen.
BERATERIN: »Inwiefern wäre es denn besser für Paul, wenn er tot wäre?«
STIMME: »Dann wäre er im Paradies und er müsste nicht mehr leiden.«
BERATERIN: »Heißt das, wenn Paul es schaffen würde, besser auf sich zu achten und seine Grenzen besser zu schützen, damit er nicht mehr so schlecht behandelt wird, dann müsste er nicht mehr so viel leiden und dann müsste er sich auch nicht umbringen?«
STIMME: »Richtig.«
BERATERIN: »Dir geht es also eigentlich nicht darum, dass Paul sich umbringt, sondern dass er nicht mehr so viel leidet?«
STIMME: »Ja.«
Dies ist natürlich eine komplette Kehrtwendung – die Stimme erklärt, dass es ihr nicht um den Suizid geht, sondern um Selbstbehauptung. Paul stimmt seiner Stimme zu, dass er nach wie vor nicht gut darin ist, Grenzen zu setzen, und dass er darüber nicht glücklich ist.
BERATERIN: »Paul hat sich gefragt, ob du vielleicht zu seiner Missbraucherin gehörst, da du immer wieder von dem Missbrauch sprichst. Würdest du da zustimmen?«

STIMME: »Nein. Ich bin nicht die Missbraucherin. Ich spreche nur so viel von dem Missbrauch, weil Paul immer noch so viel negativ davon beeinflusst wird.«
BERATERIN: »Was möchtest du denn damit erreichen, wenn du immer wieder vom Missbrauch erzählst?«
STIMME: »Ich möchte, dass er sich damit auseinandersetzt, damit er es wirklich hinter sich lassen kann.« <

Dieser Stimmendialog stellt eine etwas verkürzte Version des Dialogs dar, um den Kern der Interaktion herauszustellen. Tatsächlich ist es in der Stimmendialogpraxis nicht ungewöhnlich, dass Stimmen so deutlich und schnell ihr Anliegen benennen können. Manchmal kann es auch länger dauern, aber immer wieder wird durch den Stimmendialog deutlich, dass die hilfreichen Antworten eigentlich schon da sind, wenn man nur richtig hinhört.
Auch in diesem Fall sind die Antworten sehr relevant. Paul verbringt in der Tat viel Zeit damit, möglichst nicht an den Missbrauch zu denken, was einen großen Teil seiner Energie und Zeit in Anspruch nimmt.
Die Aufforderungen zum Selbstverletzen stellen sich im weiteren Gespräch als Schutzmechanismen heraus. Sich selbst zu verletzen ist Pauls Versuch, die Gefühle, die mit dem früheren sexuellen Missbrauch verbunden sind, zu unterdrücken. Auch hier ist wieder eine letztlich positive Absicht hinter der Stimme zu erkennen, die Paul einen anderen, konstruktiveren Umgang mit ihr ermöglicht.

Interventionen nach der formalen Stimmenarbeit

Da Paul einen großen Teil seines Lebens damit verbracht hatte, Emotionen zu vermeiden und insbesondere die Gefühle in Bezug auf den sexuellen Missbrauch zu unterdrücken, braucht das Einüben neuer Umgangs- und Bewältigungsstrategien natürlich ein wenig Zeit. Die Stimme macht ihm manchmal noch Schwierigkeiten, aber immer nur dann, wenn er wieder in alte, vermeidende und nicht grenzensetzende Verhaltensweisen zurückfällt. Dies wird in den gemeinsamen Gesprächen mit der Beraterin immer wieder deutlich und motiviert ihn, seinen Weg weiterzugehen. Mit der Zeit fällt es Paul immer leichter, aktiv und positiv mit seiner Stimme umzugehen.

Interessanterweise verhandeln Paul und seine Stimme dann sogar von sich aus, regelmäßig zu festen Stunden über seine Missbrauchserfahrungen zu sprechen. Sie machen es so, dass die Stimme davon erzählt und Paul aktiv zuhört. Paul merkt, dass es ihn mit der Zeit nicht mehr so stresst, wenn die Erinnerung an den Missbrauch hochkommt, und dass er die Erinnerung daran besser zulassen kann. Das ist natürlich auch ein Zeichen dafür, dass diese Form von »Traumatherapie« für Paul gut funktioniert.

Ungerechtigkeiten, Mutlosigkeit und Kreativität

Johanna, verheiratet und Ende fünfzig, wird seit nunmehr ca. sechs Jahren erfolglos behandelt. Die Diagnose ist eine »persistierende Wahnstörung«. Sie traut sich nicht mehr aus dem Haus.

Die Akten zeigen klar, dass Johanna das erste Mal psychiatrische Schwierigkeiten hatte, nachdem sie bei der Arbeit von einer Kollegin sexuell überfallen worden war. Dennoch war weder von ihr noch von den Fachleuten eine Verbindung zwischen dem sexuellen Überfall und ihren Stimmenerfahrungen hergestellt worden. Ihr war zwar für den Übergriff zweimal psychotherapeutische Unterstützung angeboten worden, doch beide Male hatte sie die Therapie abgebrochen, da sie sie nicht hilfreich fand.

Das multidisziplinäre gemeindepsychiatrische Team macht sich große Sorgen um Johanna, da diese fürchtet, dem Druck der Stimme, die ein »Gemetzel« will, nachgeben zu müssen. Konkret hat diese Stimme schon von ihr verlangt, entweder irgendeine Person auf der Straße oder in den Räumlichkeiten des örtlichen Rathauses abzustechen. Später sprach die Stimme davon, dass sie zu einer anderen ehemaligen Arbeitsstelle – einer öffentlichen Dauerausstellung, wo sie gemobbt worden war – zurückgehen solle, um dort eines der Ausstellungsstücke zu zerstören.

Johanna fühlt sich gegenüber den Stimmen sehr wehr- und machtlos. Da diese ihr ganzes Leben negativ bestimmen, lässt sie sich schnell auf das Maastrichter Interview ein, nachdem der ungefähre Ablauf und das Ziel von einem Mitglied des aufsuchenden gemeindepsychiatrischen Teams erklärt worden sind.

Maastrichter Interview

Im Laufe des Interviews wird deutlich, dass neben der bekannten Stimme weitere Stimmen existieren, was vorher nicht so klar gewesen war. Johanna hat große Angst davor, der Hauptstimme am Ende nicht widerstehen zu können und wirklich jemanden zu erstechen. Außerdem hat sie Angst davor, dass die Stimme noch schlimmer wird. Sie traut sich schon seit längerer Zeit nicht mehr, das Haus zu verlassen, und ist dadurch sehr isoliert. Damit entpuppt sich ihr »Wahn«, dass draußen etwas Schlimmes passieren könnte, als direkte Reaktion auf die Angst, die ihr die Stimmen eingeflößt haben.

Die Beziehung zu ihrem Partner ist angespannt, denn die fortwährende gedankliche Beschäftigung mit der Stimme führt dazu, dass sie sich kaum mehr um sich selbst kümmert und sogar Angst davor hat, ein Bad zu nehmen oder sich zu duschen.

Im Laufe des Interviews bestätigt Johanna, dass die Stimme kurz nach dem sexuellen Überfall, bei ihrer Arbeit in einer Fabrik, erstmals aufgetreten ist. Außerdem wird deutlich, dass sie noch eine Zeit lang weiter mit der Kollegin arbeiten musste, von der sie sexuell missbraucht worden war, obwohl Johanna den Vorfall gemeldet hatte. Erst nach einiger Zeit wurde sie an eine andere Stelle versetzt, wo sie aber auch weiterhin gemobbt wurde.

In Johannas Augen ist ihre Kollegin ungestraft davongekommen. Sie empfindet das als große Ungerechtigkeit. Sie hat den Eindruck, dass sie bei der Arbeit niemand unterstützt hat, und es frustriert sie, dass auch keiner der psychiatrisch Tätigen, mit denen sie bisher zu tun hatte, ein aktives Interesse an ihrer Erfahrung gezeigt hat. Sie hatte vor der erfahrungsfokussierten Beratung das Gefühl, niemandem so richtig vertrauen zu können. Noch schlimmer ist es für sie, dass keine Gerechtigkeit stattgefunden hat, eine Erfahrung, die sie aus ihrer Sicht im Laufe ihres Lebens schon öfter machen musste. Bei beiden Arbeitsstellen, zuerst in der Fabrik, später in der öffentlichen Dauerausstellung, war sie gemobbt worden, obwohl sie sich sehr engagiert hatte.

Außerdem stellt sich später heraus, dass sie gelegentlich von ihrem Partner angeschrien wird, vermutlich als Reaktion auf seine eigene Frustration durch die fortwährende Unterstützung, die er Johanna im Zuge ihrer Vernachlässigung entgegenzubringen sich verpflichtet fühlt. Johanna empfindet ihren Partner als sehr dominierend. Dies war schon immer so und deshalb geht Johanna Konflikten mit ihrem Partner auch aus dem Weg. Über ihre Wut und über ihre Mobbing- und Überfallerfahrungen hat sie mit ihm noch nie gesprochen.

Maastrichter Bericht

Der erste Bericht wird ergänzt, wenn Johanna im Laufe der erfahrungsfokussierten Beratung weitere Details berichtet.

Maastrichter Konstrukt

Im Austausch mit der Begleiterin wird Johanna zum ersten Mal klar, dass die Gruppe von Stimmen mobbende Kolleginnen repräsentiert. Eine der Stimmen in der Gruppe ist sehr dominant. Johanna kann diese Stimme anhand ihrer Eigenschaften und ihres Auftretens ihrer sexuellen Angreiferin zuordnen. Diese Stimme gibt den Ton an, und andere pflichten ihr oft bei. Diese Konstellation spiegelt die Situation bei der Arbeit wider, wo sie vor allem von dieser Kollegin besonders schlecht behandelt worden war. Gleichzeitig hatten andere Kolleginnen sie natürlich auch nicht gut behandelt und sie ebenfalls gemobbt.

Die andere, hauptsächliche Stimme animiert sie immer wieder dazu, hinauszugehen und Leute umzubringen oder ein Ausstellungsstück an ihrer vorigen Arbeitsstelle zu zerstören. Diese Stimme, die ein »Gemetzel« will, drückt insbesondere Johannas eigene nicht ausgedrückte Wut in Bezug auf den sexuellen Überfall sowie die erlebten Ungerechtigkeiten bei der Arbeit und zu Hause aus. Diese mithilfe des Stimmenkonstrukts erarbeitete These bestätigt sich im Stimmendialog.

Stimmendialog

Im Stimmendialog mit der Hauptstimme, hier wieder stark zusammengefasst und in Auszügen dargestellt, fragt die Beraterin nach, ob die Stimme die Absicht hat, irgendwann zu gehen.

STIMME: »Ich werde niemals gehen und immer dableiben.«

BERATERIN: »Was würde passieren, wenn Johanna ihre Wut ausdrücken und lernen würde, sich klar für ihre Bedürfnisse einzusetzen?«

STIMME: »Oh. Das wäre gar nicht gut.«

BERATERIN: »Warum nicht?«

STIMME: »Dann müsste ich ja gehen. Das ist ja eigentlich meine Aufgabe.«

Wie vielleicht bereits an dem kurzen Auszug deutlich wird, ist es ein großes Problem für Johanna, dass sie es bisher nicht geschafft hat, für sich einzutreten und Grenzen zu setzen. Auch fällt es ihr schwer, ihre Wut auszudrücken. Die Stimme drückt somit sowohl ihre angestaute Wut auf ihren dominanten Partner als auch die fortwährende Wut über die jahrelange schlechte Behandlung durch andere aus. Hierfür stand der sexuelle Überfall sozusagen nur stellvertretend an der Spitze des Eisbergs.

Interventionen nach der formalen Stimmenarbeit

Johanna ist ein gutes Beispiel für die große Ressourcenvielfalt von Menschen, die zu sehr individuellen Recoverywegen führen kann. Johanna lehnt ein erneutes Psychotherapieangebot ab. Sie verschriftlicht stattdessen ihre Erfahrungen in Romanform und veröffentlicht sie. Dabei legt sie großen Wert darauf, ihre Emotionen durch die verschiedenen im Roman beschriebenen Situationen und Charaktere auszudrücken. Auch übt sie sich darin, ihrem Partner Grenzen zu setzen. Dies führt dazu, dass die Stimme wegbleibt, sie sich wieder hinaustraut und am Leben teilnimmt. Die Kriterien für einen persistierenden Wahn erfüllt sie nicht mehr. Sie kann ihre Medikamente langsam reduzieren und recht bald ohne psychiatrische Unterstützung ihren Weg gehen.

Verneinung, Vergeltung, Mut und Ausdauer

Linda, eine Frau Anfang vierzig, hat erst seit Kurzem Kontakt mit psychiatrischen Diensten. Sie sagt, dass sie Stimmen höre und sehr verängstigt sei, da sie den Eindruck habe, durch den Geheimdienst abgehört zu werden. Linda bekam die Diagnose einer paranoiden Schizophrenie. Ihr wurde über die Notaufnahme Unterstützung durch ein aufsuchendes gemeindepsychiatrisches Team zugesagt.

Ein Sozialarbeiter, der in erfahrungsfokussierter Beratung ausgebildet ist, unterstützt sie durch wöchentliche oder vierzehntägliche Hausbesuche, und Linda nimmt täglich 8 mg Risperidon (Risperdal). Von dem Medikament wird sie sehr müde; die Stimmen beeinflusst es kaum, sie sind nahezu unverändert präsent.

Zu Beginn der gemeinsamen Stimmenarbeit erklärt der Sozialarbeiter auf Lindas Nachfrage, dass es nicht ungewöhnlich ist, dass Stimmenhörerfahrungen mit traumatischen Erfahrungen verbunden sind. Ziemlich schnell erzählt sie daraufhin, dass auch sie Missbrauchserfahrungen gemacht hat. Allerdings hatte sie damals entschieden, dass der Missbrauch nicht wichtig genug sei, um irgendeiner Person davon zu erzählen. Inzwischen fragt sie sich, ob der Missbrauch vielleicht doch relevant sei. Sie versteht nach dieser Eröffnung zwar nicht sofort den Zusammenhang mit ihren Stimmen, ist aber sehr erleichtert, dass sie dem Sozialarbeiter von dem Missbrauch erzählen kann. Der bemüht sich, möglichst empathisch auf die schwere der Erfahrung zu reagieren. Gleichzeitig bietet er Linda eine erfahrungsfokussierte Beratung an.

Maastrichter Interview

Da nicht ganz klar ist, wie oder ob die Stimmen überhaupt mit den sexuellen Missbrauchserfahrungen verbunden sind, entscheiden sich Linda und der Sozialarbeiter für einen formalen Prozess der Stimmeninterviewarbeit entlang des Maastrichter Interviews. Es stellt sich heraus, dass die Hauptstimmen, von denen sie aktuell ungefähr fünf bis sieben hat, das erste Mal vor etwa anderthalb Jahren aufgetreten sind. Beim offenen, aber gezielten Nachfragen, was in der Zeit in ihrem Leben gerade passiert war, wird deutlich, dass in den Medien sehr viel über eine Persönlichkeit des öffentlichen Lebens berichtet worden war, der das Ausleben ihrer pädophilen Neigung vorgeworfen wurde. Dies hatte bei Linda die Erinnerung an den eigenen Missbrauch wachgerufen. Seitdem hörte sie immer öfter verschiedene Stimmen.

Linda war von drei verschiedenen Männern zu verschiedenen Zeiten in ihrem Leben sexuell missbraucht worden. Da all diese Männer entweder Freunde der Familie waren oder aus ihrem eigenen sozialen Umfeld kamen, hatte sie nie jemandem von diesem Missbrauch erzählt, da sie ihre Familie und ihre Freunde schützen und nicht belasten wollte. Sie hatte nach eigenem Bekunden zwar liebevolle Eltern gehabt, allerdings hatte sie die Atmosphäre zu Hause so von den Sorgen und Emotionen der Eltern und Geschwister geprägt erlebt, dass aus ihrer Sicht kein Platz für ihre Anliegen gewesen war. Außerdem hatte sie in der Vergangenheit über lange Jahre Essstörungen gehabt und viele Drogen genommen. Sie hatte sich erst kurz vor dem Auftreten der Stimmen entschieden, keine Drogen mehr zu nehmen.

Maastrichter Bericht

Wie auch bei den anderen Beispielen führt die gemeinsame Arbeit am Stimmenbericht zu einer Zusammenfassung, die bei neuen Informationen immer wieder aktualisiert wird.

Maastrichter Konstrukt

Das Stimmenkonstrukt ergibt, dass drei der einflussreichsten Stimmen stellvertretend für die drei Männer stehen, die Linda sexuell missbraucht haben. Weitere Stimmen können Mitarbeiterinnen bei vergangenen Arbeitsstellen zugeordnet werden, die sie bei der Arbeit nicht gut behandelt haben.

Stimmendialog

Ein Teil der Stimmen verschwindet nach ihrer Entschlüsselung und der nun angegangenen Auseinandersetzung mit ihren Erfahrungen. Bei dem Versuch, mit den verbleibenden Stimmen in einen Dialog zu treten, bleiben diese weitestgehend still und flüstern nur kurz. Scheinbar über Linda. Durch die gemeinsame Reflexion der Auslöser und der Eigenschaften der Stimmen kommt der Berater auf den Gedanken, zu fragen, ob es Gemeinsamkeiten mit Menschen aus ihrem Leben gibt, die sie sehr geprägt haben. Er erinnert Linda daran, dass sie immer mal wieder von Mobbingerfahrungen während ihrer Lehrzeit gesprochen hat, auch wenn sie diese gleichzeitig als nicht weiter wichtig abgetan hat. Der Berater fragt, ob es Ähnlichkeiten zwischen diesen Stimmen und ihren Mobbern gibt.

An dem Punkt fällt es Linda mit einem Mal wie Schuppen von den Augen und sie versteht, dass diese Stimmen in der Tat ihre ehemaligen Freunde aus der Lehrzeit darstellen. Diese Erkenntnis lässt sie ganz aufgeregt werden. Im weiteren Gespräch wird deutlich, dass sie sich sehr wohl nach wie vor sehr über ihre ehemaligen Freunde ärgert, die sie damals gemobbt hatten, auch wenn sie sich dies selbst und anderen nie eingestanden hat. Tatsächlich trägt sie diesen Ärger noch mit sich herum und er prägt ihren Blick auf das ganze Leben.

Interventionen nach der formalen Stimmenarbeit

Die Hauptaufgabe, die Linda nach der gemeinsamen Reflexion angehen will, ist das Ausdrücken verschiedenster Emotionen zu üben. Ihr Berater und sie überlegen gemeinsam, welche verschiedenen Möglichkeiten es dafür geben könnte. Linda entscheidet sich schließlich für eine ganze Reihe an Ausdrucksmöglichkeiten: im gemeinsamen Gespräch mit dem Berater ihre Gefühle benennen und ihnen – nur kurz – nachspüren; das Aufschreiben für sich allein; der imaginäre Dialog mit den Personen, die sie nicht gut behandelt haben. Linda stellt sich z. B. vor, wie es wäre, ihren Missbrauchern aus Rache Schmerz zufügen zu können. Ihren ehemaligen Kolleginnen schreibt sie einen Brief – den sie nie abschickte –, in dem sie ihnen alles sagt oder vielleicht besser »an den Kopf knallt«, was sie zuvor nicht hatte sagen mögen. Auch ihren Mobbern schreibt sie einen solchen Brief.

Linda und ihr Berater lernen mit der Zeit, dass einige dieser Interventionen wiederholt werden müssen, da immer noch intensive und schwierige Emotionen in Bezug auf die jeweiligen Personen vorhanden sind. Auch bemerkt der Berater, dass Linda dazu neigt, den Verarbeitungsprozess zu früh als abgeschlossen zu erklären. Der Wunsch nach Beendigung der jeweiligen Übung wird von dem Berater respektiert, aber er weist Linda auch darauf hin, dass es wahrscheinlich hilfreich wäre, diesen Prozess bis zum Ende durchzugehen. Schließlich legt Linda Stunden fest, in denen sie nicht übermäßig belastet und für sich allein ist, sodass sie den Ausdruck ihrer Emotionen üben kann. Sie stellt sicher, dass sie hinterher neutrale und ihr wohltuende Aktivitäten unternimmt, etwa ein warmes Bad nehmen oder Musik hören. Das erinnert sie daran, dass sie mittlerweile nicht mehr in diesen bedrohlichen Situationen und in Sicherheit ist und dass sie selbst ein Gefühl der Kontrolle über ihre Emotionen hat und nicht fürchten muss, von ihnen überwältigt zu werden.

Die Übungen lösen bei Linda ein Gefühl immer größerer innerer Freiheit und Entspanntheit aus, es fällt ihr immer leichter, sich mit einem Leben jenseits der Stimmen und des Missbrauchs auseinanderzusetzen. Gegen Ende dieses Prozesses, der natürlich von einem Auf und Ab geprägt war, findet ihr Partner, dass er einen völlig neuen, positiv veränderten Menschen vor sich hat. Linda selbst sagt, dass es ihr so gut geht wie noch nie zuvor in ihrem Leben. Ihr Essverhalten normalisiert sich, und sie nimmt auch kein Cannabis mehr, was sie vorher doch noch gelegentlich getan hatte. Ganz verschwunden ist das ständige Gefühl der Angst, das sie seit ihrer Kindheit begleitet. Sie kann sich dem Leben neu zuwenden, braucht keine Medikamente mehr, erfüllt nicht mehr die Kriterien einer paranoiden Schizophrenie und kann aus der psychiatrischen Behandlung entlassen werden.

Stimmenhören bei Kindern und Jugendlichen

Senait Debesay

Die erfahrungsfokussierte Beratung mit Kindern und Jugendlichen beruht auf sehr ähnlichen Prozessen wie in der Erwachsenenarbeit. Natürlich zeigen sich auch Unterschiede, weil z. B. Entwicklungsfragen noch im Vordergrund stehen. Außerdem bietet sich ein eher kreativer und spielerischer Zugang zu der Erfahrungswelt der Kinder und Jugendlichen an. Deshalb sind neben dem speziell für Kinder, Jugendliche und Angehörige geschriebenen Buch »Die Stimmen und ich« (Escher u. a. 2015) Impulse und Elemente aus der Spielpädagogik (Pohl 2014) und der Bindungstheorie (Bowlby 1969) hilfreich. Die Bindungstheorie wird interessanterweise auch in Bezug auf Stimmen und andere als psychotisch eingestufte Erfahrungen diskutiert (Dillon u. a. 2012). Hier interessiert aber vor allem die zentrale Bedeutung der Bindung für die emotionale Entwicklung des Kindes (Dornes 2000, 2006).
Trotz aller theoretischer Fundierung sei aber auch gesagt, dass die in diesem Kapitel aufgezeigte Stimmenarbeit mit Kindern und Jugendlichen sich vor allen Dingen auf meine Praxiserfahrung bezieht, die nicht in erster Linie auf theoretischen Modellen beruht, sondern bestenfalls davon unterstützt wird. Allerdings hilft z. B. die Struktur der erfahrungsfokussierten Beratung, auch in solchen informelleren Zusammenhängen gezielt Fragen zu stellen und ein Verständnis für die Erlebenswelt der Kinder und Jugendlichen mit ihren Stimmen oder stimmenähnlichen Erfahrungen zu entwickeln.

Stimmen und Emotionen

Auch bei Kindern und Jugendlichen scheinen Stimmen Emotionen und Gedanken ausdrücken zu wollen, die aus diversen Gründen bisher nicht ausgedrückt werden wollten oder konnten. Dies kann religiöse, familiäre oder kulturelle Ursachen oder auch persönliche Gründe haben. So mag es z. B. in einer bestimmten Religion oder in einer Familie nicht üblich sein, Wut oder Ärger zu äußern. Oft hat das Kind auch selbst schlechte Erfahrungen mit Gefühlsäußerungen gemacht. Vielleicht wurde es nicht gehört, vielleicht wurde es zwar gehört, aber seine Äußerungen wurden nicht beachtet und es änderte sich nichts, oder es wurde reagiert, aber nicht im Sinne des Kindes, sodass sich seine Situation sogar verschlechtert hat. Egal welcher Grund es war, letztlich hat sich das Kind nicht sicher genug gefühlt, bestimmte Emotionen zu äußern.

Eine solche Entwicklung ist nicht so verwunderlich, denn in unserer Gesellschaft ist das Ausdrücken bestimmter Emotionen, wie z. B. guter Laune, okay, das anderer Gefühle, wie z. B. Wut, nicht. Durch die erfahrungsfokussierte Beratung wird regelmäßig deutlich, dass Stimmen in diesem Zusammenhang auftreten. Die Stimmen stellen oft einen – häufig unbewussten – Versuch des Kindes oder Jugendlichen dar, gerade diese Emotionen auszudrücken.

Ein wichtiger Punkt ist wieder, dass schwierige Emotionen nicht immer sofort als solche durch die Stimmenerfahrung identifiziert werden können. Hier kann ein offener Zugang zu der Welt des Kindes bzw. Jugendlichen helfen, um die Bedeutung der gewählten Sprache genauer zu verstehen.

Die Metaphorik kann dabei ganz anders sein als bei Erwachsenen, auch deshalb ist es wichtig, sich nicht von den eigenen Vorstellungen leiten zu lassen.

Anna, ein sechsjähriges Mädchen, hat Kontakt mit einem (Stimmen-) Drachen. Ich dachte zunächst, dass der Drache eine negative Figur sei und die Erfahrungen, auf die er verwies, negativ und bedrückend sein müssten. Auf Nachfrage erklärte Anna aber, dass der Drache, im Gegensatz zu ihrem Vater, der immer wieder auf Geschäftsreise war, und der Mutter, die Schwierigkeiten hatte, sich um sie zu kümmern, immer für sie da sei und sie beschützen würde. Das heißt nicht, dass Anna selbst bereits die Bedeutung ihrer Stimme verstanden hat. Allerdings war mir damit klar, wie wichtig ihr das Gefühl von Sicherheit und Schutz ist.

In der erfahrungsfokussierten Beratung geht es darum, einen Raum zu schaffen, in dem alle Emotionen erkannt und verstanden werden dürfen, in dem Akzeptanz und ein konstruktiverer Umgang mit den Gefühlen gelernt werden können. Emotionen kommen dabei natürlich nicht immer schön verpackt, voneinander getrennt, in gut verdaubaren Portionen daher. Auch beziehen sie sich unweigerlich auf Beziehungsdynamiken, Gedanken o. a. Oft kommen mehrere Emotionen zusammen, was dann zu einer eher chaotischen Gesamtmanifestation führen kann. Ich verstehe es von daher als meine Aufgabe, als Beraterin und Begleiterin für die Stimmenarbeit ein Forum zu bieten, in dem diesem Chaos mit Struktur begegnet werden kann, sodass Emotionen dann besser eingeordnet, verstanden und integriert werden können.

Stimmen und Bewältigung

In der Arbeit mit jungen Stimmenhörern und -hörerinnen ist es wichtig, dass wir uns sehr von dem Kind oder dem Jugendlichen leiten lassen und ihm nicht Bewältigungsstrategien vorgeben oder vorschreiben. Da die Stimmen oft selbst einen Ausdruck des verbesserten Bewältigungs- und Umgangsversuchs mit Emotionen und Gedanken darstellen, ist ein von außen kommender Vorschlag nicht immer hilfreich, manchmal sogar hinderlich. Wenn z. B. ein Kind zu mir kommt und gerne malen möchte, dann ermutige ich es dazu und frage dann vielleicht nach, was es gerade malt, was ihm daran wichtig ist. Ich gehe dabei nicht automatisch davon aus, dass ein Kind gerne malt, auch wenn es mir gesagt hat, dass es malen möchte. Es kann sein, dass es vielleicht so sozialisiert ist, dass es Erwachsenen zu Gefallen öfter malt. Ich frage also regelmäßig, was es am liebsten machen würde, und ermutige es, genau das zu tun. Durch die Geschichten, die Kinder beim Malen oder auch im Spiel mit Bauklötzen oder anderen Sachen erzählen, lerne ich ihre Erlebniswelt immer besser kennen.
Kinder sind oft sehr fantasievoll. Das heißt aber nicht, dass sich ihre Geschichten und Erzählungen nicht auch um konkrete für sie sehr relevante Themen drehen. Da kann es z. B. um eine schwierige Situation zu Hause gehen, wo der Vater die Mutter regelmäßig schlägt. Vielleicht geht es auch um die Situation in der Schule, wo das Kind gemobbt wird. Sehr machtvolle Stimmen erscheinen häufig in der Form von Monstern. Interessanterweise stellen sie sich oft als Ausdruck unterdrückter Wut heraus.

Ein zehnjähriger Junge, Peter, wurde in der Schule regelmäßig körperlich und verbal aggressiv. Dies hatte natürlich negative Folgen für ihn und brachte ihm schließlich durch die Schule eine Überweisung an die psychiatrische Tagesambulanz für Kinder und Jugendliche ein. Im Gespräch mit mir machte er glaubhaft deutlich, dass er sich an diese Ausraster nicht erinnern könne, er dissoziierte offenbar. Er machte ein Monster für die Attacken verantwortlich, das in diesen Situationen quasi die Macht über ihn ergriff. Ich fragte das Monster direkt, ob ich es näher kennenlernen dürfe, damit wir gemeinsam überlegen könnten, wie wir diese Situationen, in denen es sich so aufregte, besser meistern könnten. Da Peter nicht gerne über das Monster reden wollte und auch nicht gerne malte, gleichzeitig aber schon einsah, dass sich etwas ändern musste, nahm er meinen Vorschlag gerne auf, dieses Monster mit Bauklötzen darzustellen.
Während er das Monster nachbaute, das er Egon taufte, begann er über es zu reden. Peter lernte das Monster kennen und auch – im von mir geförderten Gespräch – besser mit ihm umzugehen. Peter verstand, dass Egon letztlich immer nur dann kam, wenn er selbst seine Wut nicht ausdrückte. Je mehr er lernte, seine Wut auf gesellschaftlich akzeptierte Art und Weise auszudrücken, desto seltener trat Egon in Erscheinung. Hierfür musste und konnte er mit Ermutigung von mir akzeptieren, dass es okay war, wenn er traurig und wütend wegen seiner Mobbingerfahrungen in der Schule war. Er lernte, darüber zu reden und seine Wut und Traurigkeit so auszudrücken.
Bei diesem Prozess half auch das Gespräch mit den Eltern, in dem ich die Wichtigkeit eines akzeptierenden und Raum gebenden Umgangs mit Emotionen betonte. Peter hatte nämlich vorher auch zu Hause nicht gelernt, dass man nicht immer nur glücklich sein muss. Mit ihm veränderte sich schließlich die ganze Familie und erlernte einen neuen Umgang mit als schwierig erlebten Emotionen.

Stimmen und Identität

Stimmen können eine positive oder auch eine negative Wirkung auf die Identität des Kindes oder Jugendlichen haben. Dies ist einerseits von der Akzeptanz der Stimmen durch das Kind selbst und sein Umfeld abhängig, andererseits davon, ob das Kind sich in einer sozial schwierigen oder bedrohlichen Situation befindet.

Cem, ein neunjähriger Junge, und seine Mutter kamen zu mir in die Beratung. Beide waren von dem Vater bzw. Partner mehrfach schwer körperlich misshandelt und mit dem Leben bedroht worden. Zwar hatte sich die Mutter vor ein paar Jahren vom Partner getrennt, allerdings stellte der Partner durch regelmäßigen Kontakt nach wie vor eine akute Bedrohung dar. Der Junge hörte die Stimme des Vaters und hatte sie auch als solche identifiziert. Zu Beginn der Arbeit hatte er noch sehr große Angst vor dieser Stimme und er dissoziierte auch regelmäßig. Seine größte Angst war zu Beginn wie auch später noch, dass der Vater wiederkommen und ihn erneut so ernsthaft bedrohen würde, wie er dies in der Vergangenheit getan hatte. Durch die Stimmenarbeit wurde deutlich, dass Cem nach wie vor ein großes Schutzbedürfnis hatte. Im Laufe der erfahrungsfokussierten Beratung lernte er aber auch, sich selbst besser zu behaupten, obwohl er sich immer noch der Gefahr durch den Vater ausgesetzt sah. So lernte er, dass er selbst nicht ganz machtlos dem Vater gegenüberstand und durchaus selbst in der Lage war, gut mit der Situation umzugehen und sich zu schützen.

Es ist die Reaktion des Umfelds, die den Unterschied ausmachen kann. Auch wenn der Umgang mit dem Kind oder Jugendlichen gut gemeint ist, so kann der jeweilige Zugang sowohl negative als auch positive Wirkungen auf die Entwicklung und das Vorankommen des Kindes haben.

Jedes Kind möchte eigentlich gerne Fuß fassen, um voranzukommen und das eigene Leben selbst in die Hand zu nehmen. Dafür braucht es einen sicheren Boden. Eltern wie auch der größte Teil des Umfelds wollen es dabei im Regelfall unterstützen. Es ist dennoch möglich, dass Eltern und Umfeld so sehr mit eigenen Bedürfnissen oder Zielen beschäftigt sind, dass das Kind mit seinen Bedürfnissen und Grenzen nicht ausreichend beachtet wird.

Abbildung 4 **Einen sicheren Boden für die Kinder schaffen**

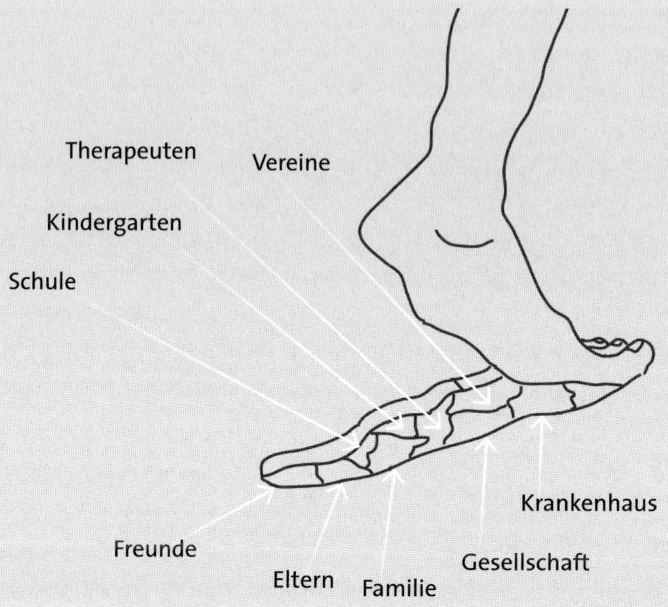

Für beratende und begleitende Fachpersonen ist es deshalb wichtig, sich in der Einschätzungsphase ein möglichst genaues Bild von der aktuellen Präsenz und dem Einfluss der Stimmen zu machen. Es ist zum Beispiel nicht ungewöhnlich, dass sich hinter einem scheinbar autistischen, hyperaktiven oder auch selektiv mutistischen Verhalten Stimmen verbergen. Auch in einem solchen Fall können entsprechende Verhaltensweisen durch eine erfahrungsfokussierte Beratung seltener werden.

Die Wichtigkeit des Spiels

Es wurde bereits deutlich, dass die Beziehung der Kinder zu den Stimmen gut spielerisch zu klären ist. Der Praxisalltag zeigt immer wieder, welch eine zentrale Bedeutung das Spiel im Alltag der Kinder und damit auch in der erfahrungsfokussierten Beratung einnehmen sollte. Je jünger die Kinder sind, desto weniger sind sie in der Lage, ihre Gefühle und Ängste zu verbalisieren. Auch wenn wir sie fragen, können sie ihre Gefühle nicht einfach beschreiben. Über das Medium des Spiels verstehe ich die Erfahrungswelt des Kindes viel besser als über das Ausfüllen von Fragebögen.

Ein weiterer Grund für die Wichtigkeit des Spiels mag auch sein, dass ein Kind über das Spiel eine größere Distanz zu seinen Erfahrungen und auch zur begleitenden Fachperson wahren kann. Wenn ich z. B. selbst Spielpartnerin bin, kann das Kind mir seine Welt präsentieren, ohne dabei mögliche Loyalitätskonflikte, Schuldgefühle oder Konsequenzen fürchten zu müssen. So kann es z. B. ausdrücken, dass dieses oder jenes im Spiel für den Vater, die Mutter oder andere wichtige Einflusspersonen oder -faktoren steht.

Kinder können sich dabei gut auf verschiedene Rollen einlassen. Es braucht von meiner Seite vor allen Dingen die Bereitschaft, ein Spiel anzubieten und gegebenenfalls auch mitzuspielen. Im Spiel übernehmen die Kinder selbst dann schnell und gerne eine Führungsrolle. Es ist z. B. nicht ungewöhnlich, dass ich manchmal als dieser oder jener Charakter eingesetzt werde, die Kinder mir dann aber auch sagen, wann es Zeit ist, aus meiner Rolle wieder herauszuschlüpfen.

Ein weiterer Vorteil des Spiels ist, dass Kinder Tabubrüche in diesem Rahmen leichter ausdrücken können. Auch hier ist es hilfreich, dass im Spiel die realen Loyalitäts- und Schuldkonflikte ausgehebelt werden.

Die Spielwelt bietet einen Schutzraum für die Seele, in dem sie sich austoben kann. So können sich dann auch die Stimmen des Kindes ohne Angst so zeigen, wie sie eigentlich sind.

Wir können durch das Spiel auch auf die Identitätsformung des Kindes rückschließen, indem wir in seine Welt eintauchen. Ich versuche dabei vorbehaltlos zuzuhören, um es zu verstehen. Ich frage dann etwa: »Wer ist denn Peter? Wie hat er sich verletzt? Wie kommt es, dass er in dieser oder jener Situation ist?«

Ich spiele leidenschaftlich gerne und viel mit den Kindern, die Stimmen hören. Der Fokus auf den Stimmen hilft mir dabei, den Kern etwaiger Probleme besser zu verstehen (traditionell Diagnostik genannt). Wir können über das Spiel sogar Wege finden, wie die Stimmen besser im Alltag integriert werden können.

Jan hörte die Stimmen von Außerirdischen (Aliens). Er hatte gemerkt, dass andere Leute es doof fanden, wenn er über seine Aliens sprach. Sie fanden, dass er mit seinen 14 Jahren doch langsam wissen müsse, dass es keine Aliens gibt. Ich musste Jan also einfach nur einen Raum geben, in dem er offen über seine Aliens reden durfte. Gleichzeitig haben wir überlegt, in welchen sozialen Kontexten er wahrscheinlich offen über die Aliens reden kann und in welchen er wahrscheinlich eher als verrückt eingestuft wird. Dies zeigte ihm natürlich auch, dass er lernen musste, sich zu schützen, was ihm bis dahin noch nicht so klar gewesen war.

Die Begleitung der Eltern und des Umfelds

Ich warte im Regelfall auf einen guten Moment, in dem ich mit den Eltern oder dem jeweiligen Umfeld auf eine für sie unterstützende Weise ins Gespräch kommen kann. Dazu gehört natürlich auch, dass ich meine Beobachtungen und Erfahrungen in einer ihrer Lebenswelt gemäßen Sprache ausdrücke. Nicht selten haben Eltern Angst, dass ihr Kind psychisch gestört ist. Diese Ängste gilt es ernst zu nehmen und aufzugreifen. Oft hilft es schon, ihnen das normalisierende und Mut machende Buch »Die Stimmen und ich« (Escher u.a. 2015) zu geben und gegebenenfalls zu besprechen.
Wenn die Eltern sich sehr schwertun, die Stimmen ihres Kindes zu akzeptieren, kommt es darauf an, den Punkt zu akzeptieren, an dem die Eltern und Kinder sich gerade befinden.

Zur Elternarbeit gehört sehr viel Aufklärungsarbeit. Dabei ist es wichtig, ihre Ängste ernst zu nehmen und sie nicht zu überwältigen. Gleichzeitig ist es aber auch Aufgabe der Beraterin, zu versuchen, sich nicht von der Angst leiten zu lassen.

In der Reflexion meiner Arbeit wird immer wieder deutlich, dass gewisse Dynamiken in unserer westlich geprägten Gesellschaft nicht besonders günstig für Kinder sind. Wir wollen oft sehr schnell alles wissen, verstehen und bewerten. Wenn wir diese Dynamiken auf den Umgang mit Kindern anwenden, kann die Bindung leiden. Gleichzeitig hat mir die Arbeit mit den Stimmen noch einmal deutlich gezeigt, wie viele Ressourcen Kinder haben und wie gut sie auch mit Situationen umgehen können, die eine sichere Bindung an Hauptbezugspersonen erschweren. Wenn z.B. Gewalt, Missbrauch, Langzeiterkrankungen, übermäßiger Leistungsdruck oder anderweitige langfristige soziale Schwierigkeiten in einer Familie herrschen, kann dies möglicherweise eine akzeptierende und gute Bindung an die Bezugspersonen erschweren. Viele Kinder finden aber trotzdem ihren Weg und manche eben auch mithilfe ihrer Stimmen.

Mein Eindruck ist, dass die Stimmen in solchen Fällen nicht nur ein Ausdruck von und ein Hinweis auf schwierige Verhältnisse sein können. Sie können auch den – meistens unbewussten – Versuch des Kindes darstellen, gute und lebensbejahende Bindungen aufzubauen. Das heißt, dass Kinder und Jugendliche in diesem Fall vielleicht nicht als bindungsgestört behandelt werden müssen, wenn sie positive Bindungserfahrungen einfach über die sie begleitenden Stimmen erleben.

Die Entwicklung guter Bindungen im Kindes- und Jugendlichenalter ist sehr wichtig, da dies im Erwachsenenalter oft viel schwerer ist, wenn auch immer noch möglich bleibt. Das Kind kommt normalerweise mit einem Urvertrauen in seine soziale Situation auf die Welt, sodass es in der Kindheit viel einfacher ist, positive Bindungen aufzubauen. So gesehen können die Bindungen der Kinder zu den Stimmen quasi positive Bindungserfahrungen ermöglichen, wenn sie denn von den Kindern konstruktiv und nicht vermeidend gelebt werden. Dies wäre dann eine neue, nicht pathologisierende Zugangsweise zum Phänomen Stimmenhören bei Kindern.

Für die begleitenden Fachpersonen heißt das: Wir können die Gestaltung positiver Beziehungen zu den Stimmen entweder erleichtern oder erschweren. Entscheidend ist nicht, ob Stimmen Halluzinationen oder imaginäre Freunde sind, sondern wie wir mit diesen Erfahrungen umgehen.

Wir sollten das Verhalten von Kindern nicht vorschnell als problematisch bewerten, sondern als Versuch, das Beste aus der jeweiligen persönlichen Situation zu machen. Sowohl wir Begleitpersonen als auch das Kind selbst können es dann schaffen, die Hoffnung nicht aufzugeben, dass es vorangeht. Selbst Erfahrungen wie Vernachlässigung und Missbrauch können so überwunden werden.

Damit möchte ich noch einmal betonen, dass es bei der erfahrungsfokussierten Beratung nicht in erster Linie um eine neue Methode, sondern um eine Einstellung und Motivation geht. Mir hilft es, wenn ich jeden

Morgen zur Arbeit gehe, getragen von dem Gedanken, dass ich den Kindern sagen kann: »Auch für dich scheint die Sonne und es kann wieder besser werden, egal in welcher Situation du gerade bist.«
Dies möchte ich natürlich auch den Eltern und Bezugspersonen vermitteln. Eine solche Einstellung hat nicht in erster Linie etwas mit einer Methodik zu tun, in der wir uns im Alltag oft viel zu schnell verlieren. Es sollte vielmehr andersherum sein. Als Erstes kommt meine Motivation, Einstellung und Zuversicht. Erst an zweiter Stelle kann ich methodisches Wissen dann hoffentlich auch zum Nutzen der Kinder einsetzen. Nach meiner Erfahrung liegt es dabei nicht in erster Linie an dem Kind, wenn es nicht vorangeht, sondern an mir. Vielleicht habe ich mich zu sehr von meinen eigenen methodischen Vorstellungen leiten lassen und nicht von der Lebenswelt, der Kreativität und den Ressourcen des Kindes.

Allgemeine Erfahrungen aus der Beratung

Nach den Praxisbeispielen zeigt dieses Kapitel zusammenfassend einige weitere mögliche Entwicklungen oder Reaktionen auf den Prozess der erfahrungsfokussierten Beratung auf.
Zunächst soll eine kurze Übersicht noch einmal an wichtige Haltungsfragen erinnern. Gerade wenn der gemeinsame Arbeitsprozess zu stocken scheint, kann die Reflexion dieser Haltungsfragen den Prozess wieder zum Laufen bringen.
Die Betonung der Haltungsfragen zeigt in diesem Zusammenhang auch, dass in der erfahrungsfokussierten Beratung die Fachperson sehr in der Verantwortung steht, ein hilfreiches Umfeld zu schaffen. Die Begleiterin sollte sich mit ihrem Verhalten als Teil der Lösung sehen. Nicht indem sie die Richtung vorgibt, sondern primär indem sie Vertrauen in die Fähigkeiten der Stimmenhörerin signalisiert. Es muss dabei ein Gleichgewicht geschaffen werden, indem die Fachperson nicht objektiviert, d.h. nicht so tut, als ob die Probleme oder die »Krankheit« nur bei der Stimmenhörerin lägen. Sie sollte auch nicht so tun, wie es zum Teil in der Psychiatrie oder Psychotherapie erlebt werden kann, als ob sie schon die Antwort wüsste und keine eigenen Probleme hätte. Vielmehr scheint es zu helfen, sich selbst als eine Art Anwältin und Begleitperson zu sehen, die gemeinsam mit der Stimmenhörerin nach Lösungen sucht, ohne

die Antwort schon zu kennen. Die Fachperson kann ihr Fachwissen so einbringen, dass sie z. B. bestätigt, dass soziale Unterdrückungsprozesse in unserer Gesellschaft stattfinden, die Erlebnisse wie Missbrauch, Armut usw. erst möglich machen. Es scheint hilfreich zu sein, wenn die Fachperson stellvertretend all das Leid, welches die Person erlebt hat, anerkennt und es damit auch der Stimmenhörerin erleichtert, ihre eigene Leidensgeschichte anzuerkennen. Dies schließt in vielen Fällen die Anerkennung von Missbrauch und traumatischen Erlebnissen oder überwältigenden sozialemotionalen Konflikten mit ein.

Wichtige Grundprinzipien der erfahrungsfokussierten Beratung

Freiwilligkeit → Viele Stimmenhörerinnen und -hörer warten nur darauf, endlich von ihren Stimmen und auch von ihren schwierigen Lebensthemen erzählen zu dürfen. Das darf aber nicht vorausgesetzt werden. Der Beratungsprozess kann und sollte nur freiwillig erfolgen. Natürlich kann niemand gezwungen werden. Es kann aber gelegentlich vorkommen, dass ungewollt oder auch informell Druck ausgeübt wird, wenn Fachpersonen finden, es sollte jetzt mal etwas geschehen. Auch eine gerade absolvierte EFC-Fortbildung kann dazu verführen, das neu erworbene Wissen gleich einzusetzen. Da ist Vorsicht geboten. Respektvoll darf man erfahrungsfokussierte Beratung immer wieder anbieten, aufdrängen sollte man sie nie. Man sollte auch nicht zu forsch nachfragen. Die Stimmenhörerin sollte immer nur so viel erzählen, wie sie gerade möchte oder fühlt, dass sie damit umgehen kann. Die Freiwilligkeit schützt vor Überwältigung und wahrt die persönlichen Grenzen. Beide Seiten tun daher gut daran, sie einzuhalten.

Nicht von der Angst leiten lassen → Wenn die gemeinsame Stimmenarbeit stockt, liegt das meistens an den Ängsten der Begleitperson, der Stimmenhörerin oder der Stimmen selbst. Diese sollten anerkannt werden, aber man sollte sich nicht von ihnen leiten lassen.

Sicherheit schaffen → Ängste sind in der Hinsicht ernst zu nehmen, indem versucht wird, ein Gefühl der Sicherheit zu vermitteln. Es kann dabei helfen, sich die Person ähnlich wichtig vorzustellen wie den geliebten Freund oder die beste Freundin, um einen guten, respektvollen Umgang zu ermöglichen.

Feedback einholen → Die Stimmenhörerin fragen, ob der Umgang der Begleitperson hilfreich ist oder nicht und das Verhalten entsprechend anpassen.

Mut zur Subjektivität. → Es gibt nicht die eine Lösung für alle. Es gilt, die Lösungsversuche und Sichtweisen der Stimmenhörerin ernst zu nehmen und damit zu arbeiten.
Unsicherheit aushalten → Nicht gleich Antworten geben zu wollen, Stille und ungeklärte Fragen zulassen zu können, bewahrt vor voreiligen Deutungen. Gleichzeitig gilt es, Zuversicht auszudrücken, dass die Stimmenhörerin die Stimmen entschlüsseln und einen besseren Umgang mit ihnen finden wird.
Grenzen respektieren → Die Stimmenhörerin entscheidet, was sie wann erzählt. Da viele Stimmenhörende in der Vergangenheit sowohl im sozialen Umfeld als auch in psychiatrischen Kontexten starke Grenzverletzungen erlebt haben, ist das explizite Respektieren dieser Grenzen ein wesentlicher Bestandteil des Recoveryprozesses. Dann können erfahrungsgemäß auch schwierige Themen allmählich und sicher angegangen und verarbeitet werden. Das heißt nicht, dass man als Begleitperson nicht immer wieder ermutigen darf, weiter voranzugehen.
Gespräche auf Augenhöhe führen → Die Expertise aus Erfahrung (Stimmenhörerin) ist mindestens so wertvoll wie die Expertise durch Ausbildung (Fachperson). Die Anerkennung des eigenen Expertenstatus ermöglicht es der Stimmenhörerin, sich als selbstwirksam zu erleben, also Veränderungen anzugehen.
Eigene Sichtweisen anbieten – nie aufdrängen → Das gemeinsame Aufstellen von Thesen über die Funktion der Stimmen macht meistens erst mit dem Maastrichter Konstrukt Sinn. Die Thesen können dann z. B. im Stimmendialog oder auch in der Praxis überprüft werden.
Eine positive Einstellung wirkt → Eine nicht länger die Stimmen bekämpfende oder vermeidende Einstellung der Stimmenhörerin und der Begleitperson führt regelmäßig zu positiven Änderungen bei den Stimmen. Dies schließt das bewusste Weggehen von einer problematisierenden oder pathologisierenden Sprache mit ein.
Akzeptanz, Mitgefühl und Anerkennung zählen → Die Begegnung mit der Stimmenhörerin erfolgt in erster Linie von Mensch zu Mensch und nicht so sehr von Fachperson zu Klientin. Mitgefühl fördert das persönliche Wachstum der Stimmenhörerin. Ein respektvoller und würdevoller Umgang sind auch wesentliche Antriebskräfte der Stimmenhörerbewegung.
Stimmen haben einen Sinn → Ihre Funktion ist oft – wenn auch nicht immer so erlebt –, die Stimmenhörerin zu unterstützen. Es ist im Regelfall

unsere Einstellung zu den Stimmen, die das zentrale Problem darstellt und nicht nur die Existenz der Stimmen.

Alles Verhalten macht im Lebenskontext Sinn → Es hilft, sich zu erinnern, dass jeder Mensch auf der Suche nach Liebe, Akzeptanz und Anerkennung ist. Wenn diese in wichtigen Lebenssituationen fehlen, können Stimmen und ähnliche Erfahrungen als Reaktion auf Krisen und Versuch ihrer Lösung auftreten. Ein solches Verständnis der Stimmen hilft Stimmenhörenden, voranzugehen. Pathologisierung, Problematisierung und Labeling bewirken nur das Gefühl, nicht richtig zu sein und nichts richtig zu machen oder zu können.

Stimmen kommen oft anstelle von Gefühlen und Gedanken → Stimmen scheinen oft gerade dann aufzutreten, wenn die Stimmenhörerin sich bestimmte Emotionen nicht zugesteht. Stimmen drücken sowohl in ihrem Auftreten als auch in ihrem Inhalt die Natur dieser Gefühle und Gedanken aus. Je mehr die Stimmenhörerin lernt, ihre Gefühle anzunehmen und auszudrücken, desto weniger müssen die Stimmen das für sie tun.

Vermeidung erhöht den Leidensdruck → Es sind nicht so sehr die Stimmen, Emotionen und schwierigen Lebenserfahrungen, die den Leidensdruck erhöhen, sondern die fehlende Auseinandersetzung damit. Das heißt nicht, dass man sich nun Hals über Kopf da reinstürzen sollte. Ein behutsamer, für sich sorgender, aber auch akzeptierender Umgang mit den Stimmen wird den Leidensdruck regelmäßig verringern.

Das Leben als Lehrerin behandeln → Stimmen, Emotionen und Gedanken sind schon unsere Lehrer – es gilt, von ihnen zu lernen, und nicht, sie zu bekämpfen. Das gilt auch für als negativ erlebte Erfahrungen, Emotionen und Gedanken. Sie können verarbeitet werden und müssen nicht den Rest des Lebens der Stimmenhörerin negativ beeinflussen.

Zuversicht und Hoffnung vermitteln → Alles kann gut werden. Nichts ist zu groß, als dass wir es nicht bewältigen könnten.

Alles ist bereits gut → Eine solche Einstellung kann insbesondere Begleitpersonen und (wenn die Offenheit dafür besteht) auch Stimmenhörenden den Mut geben, weiter voranzugehen – auch und gerade wenn die Angst besteht, von schwierigen Emotionen überwältigt zu werden. Dies bedeutet natürlich nicht eine Verharmlosung schwieriger Lebenserfahrungen.

Fehler sind okay → Umwege sind Teil jedes Recoveryprozesses. Auch als Fachperson kann man nicht alles wissen und wird man unbeabsichtigt Fehler machen. Das ist okay und gut so. Es ist hilfreich, dies besonders am Anfang des gemeinsamen EFC-Prozesses immer wieder zu verdeutlichen.

Der Schlüssel für die Stimmen kann in der Biografie liegen → Die Hauptfrage ist nicht: »Was stimmt mit dir nicht oder was für eine Krankheit hast du?«, sondern: »Was ist in deinem Leben passiert, dass du die Dinge jetzt so erlebst?«.

Im Folgenden werden nun einige typische Erfahrungen aus der erfahrungsfokussierten Beratung beschrieben. Wir werden hierbei insbesondere auf die sich verändernde Beziehung zu den Stimmen eingehen wie auch auf Veränderungen bei den Stimmen selbst. Insbesondere für Anfänger ist z. B. wichtig zu wissen, dass Stimmen manchmal zu Beginn der erfahrungsfokussierten Beratung ein wenig intensiver, vielleicht sogar kurzzeitig negativer werden. Manchmal wenden sie sich nicht nur gegen die stimmenhörende Person, sondern auch gegen die begleitende Fachperson. Eine solche Veränderung kann die Fachperson meistens daran erkennen, dass die stimmenhörende Person mit einem Mal etwas weniger offen ist als bisher. Vielleicht zeigt sie sich sogar ein wenig beschämt. Darin drückt sich oft die Angst der Stimmenhörerin – oder auch der Stimmen selbst – vor der erfahrungsfokussierten Beratung aus. Die Stimmen äußern dann z. B. Befürchtungen, man wolle sie loswerden. Das ist verständlich, weil sowohl Stimmenhörerin, familiäres Umfeld als auch Fachpersonal nicht selten bereits Jahre damit verbracht haben, genau dies zu erreichen. Hier kann es helfen, zu versuchen, die Stimme zu beruhigen, indem man sie darauf hinweist, dass man sie nur gerne besser verstehen möchte, um die Stimmenhörerin zu unterstützen, besser mit der Stimmenhörerfahrung zu leben.

⚠ **Auch wenn die erfahrungsfokussierte Beratung nicht das Ziel hat, die Stimmen zum Schweigen zu bringen, sollte man nicht aus den Augen verlieren, dass viele Stimmenhörer und -hörerinnen zu Beginn des Beratungsprozesses die Stimmen loswerden wollen. Dies sollte man anerkennen und respektieren, aber zugleich auch schon eine alternative Sichtweise einführen. So kann man z. B. sagen, dass man nicht versprechen kann, dass die Stimmen verschwinden werden und dass dies auch nicht das primäre Anliegen der Beratung ist, sondern dass man der Person helfen möchte, einen besseren Umgang mit den Stimmen**

zu finden. Man kann auch darauf verweisen, dass erfahrungsgemäß die Stimmen manchmal verschwinden, wenn sie den Eindruck haben, dass die positive Absicht – die sie trotz anfänglich gegenteiligen Erlebens haben – gehört und umgesetzt wurde. Oft sind die Stimmen und die Stimmenhörerin dann zumindest so weit beruhigt, dass man auf etwas leichtere Art und Weise fortfahren kann.

Es ist aber ebenso häufig, wenn nicht öfter der Fall, dass die Stimmen von Anfang an ruhiger werden, sobald man mit der erfahrungsfokussierten Beratung beginnt.

In jedem Fall ist es für die Stimmenhörenden regelmäßig eine große Erleichterung, wenn über ihre Stimmen auf normalisierende, nicht angstbesetzte und nicht pathologisierende, sondern ernsthaft interessierte Weise gesprochen wird. Endlich müssen sie diese Erfahrung nicht mehr nur mit sich allein abmachen, aus Angst davor, als verrückt erklärt zu werden oder mehr Medikamente zu bekommen.

Die Stimmen treten anders auf

Es ist nicht ungewöhnlich, dass die Stimmen bereits kurz nach Beginn der erfahrungsfokussierten Beratung an Häufigkeit und Intensität abnehmen. Die Eigenschaften der Stimmen können sich auch ändern. Oft werden Beschimpfungen und Beleidigungen weniger, manchmal mehr.

Das Wichtige an diesem ganzen Prozess ist zunächst einmal, dass die stimmenhörende Person überhaupt bemerkt, dass Veränderungen eintreten. Die Tatsache, dass sich eine Veränderung zeigt, weist ja im Prinzip darauf hin, dass die Stimmenhörerin auf die Stimmen Einfluss nehmen kann, auch wenn vielleicht nicht gleich auf die Weise, die sie gerne hätte. Die Stimmen haben damit doch nicht, wie von ihr bis dahin oft so erlebt, völlige Macht über sie. Es lohnt sich also für die Begleitung, immer mal wieder nachzufragen, ob und wie die Stimmen sich verändert haben. Wenn sich außer dem Beginn des Beratungsprozesses nichts anderes Wichtiges an der Lebenssituation der stimmenhörenden Person geändert hat, liegt die Schlussfolgerung nahe, dass die Veränderung bei den Stimmen mit dem Beratungsprozess zusammenhängt. Es kann hilfreich sein, dies aktiv mit der Stimmenhörerin zu reflektieren, damit beide Parteien diesen Zusammenhang auch sehen. Wenn die Veränderung dann noch positiv bewertet wird, kann dies gleichzeitig die Motivation für die weitere Stimmenarbeit auf beiden Seiten steigern.

Die Stimmenhörenden treten anders auf

Oft bewirkt schon allein die Nutzung des Maastrichter Interviews eine Veränderung bei den Stimmen. Noch mehr hilft der eigene, aktive Zugang der stimmenhörenden Person. Wenn sie anfängt, mit den Stimmen zu sprechen, ist das ein qualitativer Sprung in der Beziehung zu den Stimmen. Auch wenn die Stimmen nicht sofort so reagieren, wie die Person es gerne hätte, reagieren die meisten Stimmen doch auf Ansprache, insbesondere wenn es eine freundlichere Ansprache ist als bisher.
Manchmal reagieren die Stimmen, indem sie mit einem Mal verstummen, obwohl sie bis dahin immer einfach drauflosgeredet haben. Eine andere Reaktion kann sein, dass Stimmen sich entscheiden, noch persönlicher zu werden, vielleicht sogar die begleitende Person zu beschimpfen. Auch dies ist letztlich eine gute Sache, auf die es hinzuweisen gilt, auch wenn die Beschimpfung selbst natürlich unangenehm sein kann. Es zeigt nämlich, dass die Stimmen abhängig vom Umgang mit ihnen sind und damit eben doch beeinflussbar.

⚠ **Sollte eine Stimme überhaupt nicht auf die Ansprache durch die stimmenhörende Person reagieren, so ist es oft hilfreich, die Person noch einmal zu fragen, ob sie wirklich mit der Stimme kommunizieren möchte. Interessanterweise scheinen die Stimmen es im Regelfall zu respektieren, wenn die stimmenhörende Person sich noch nicht bereit fühlt, mit ihnen zu sprechen. Hier können schon eine einfache aktive Reflexion und dann eine bewusste Entscheidung, die Stimme anzusprechen, ausreichen.**

Zusammenfassend kann man sagen: Dass Stimmen sich überhaupt so schnell ändern können, wie sie es regelmäßig tun, beruht unserer Erfahrung nach vor allen Dingen auf zwei einfachen Alltagseinsichten, die wir auch aus anderen Bereichen des Lebens kennen: Wenn man über Dinge spricht, die einen belasten, dann werden sie leichter. Auch wenn man anfängt, sich mit Dingen auseinanderzusetzen, die man bisher vermieden hat, werden diese leichter.

Außerdem ist es gut, sich daran zu erinnern, dass Stimmen oft auf schwierige emotionale Erlebnisse und Fragen hinweisen. Wenn ich ein Thema anspreche, das ich bisher vermieden habe, dann müssen die Stimmen nicht mehr einen solchen »Aufstand machen«, um gehört zu werden.
Damit ist aber auch klar, dass die erfahrungsfokussierte Beratung nur die Tür zu einem schwierigen Lebensbereich aufstößt und dass die Person nicht nur durch diese Tür gehen, sondern auch einiges ändern muss.

Obwohl es nicht explizit Teil der erfahrungsfokussierten Beratung ist, gehört es doch zu den Aufgaben der Fachperson, gemeinsam mit dem Stimmenhörer nach Möglichkeiten Ausschau zu halten, die seine Lebensqualität und -zufriedenheit verbessern und damit zur persönlichen Recovery beitragen können.

Die konkreten aus der erfahrungsfokussierten Beratung abgeleiteten Interventionen sollten am besten gemeinsam ausgearbeitet werden, wie an dem Beispiel von Linda deutlich wurde (vgl. das Kapitel »Verneinung, Vergeltung, Mut und Ausdauer«). Diese Interventionen können nach einiger Zeit wieder z.B. mit einem der vorgestellten Assessmentinstrumente, wie den PSYRATS (s. S. 57 ff.), oder auch anhand individueller Kriterien überprüft werden. Wenn die Stimmen sich gar nicht ändern, dann waren das Konstrukt oder die Interventionen wahrscheinlich nicht die richtigen und es muss nach anderen Ansatzpunkten Ausschau gehalten werden.

Die Stimmen werden Freunde

Es ist nicht selten, dass ein neuer Zugang zum Sinn der Stimmen dazu führt, dass die Stimmenhörerin gerne alle oder zumindest einige der Stimmen nicht mehr missen möchte. Dies ist kein Zeichen von einem Mangel an Krankheitseinsicht, im Gegenteil. Viele Stimmenhörende entwickeln im Laufe einer erfahrungsfokussierten Beratung oder eines ähnlichen Prozesses eine sehr positive Beziehung zu vormalig negativen Stimmen. Sie erleben sie dann als eine Art gute Freundinnen. Eine Stimme, die zu Beginn der erfahrungsfokussierten Beratung vielleicht nur davon sprach, die Stimmenhörerin oder andere Leute umzubringen, wird nun vielleicht als sehr schützend und lebensbejahend wahrgenommen, wie etwa im

Kapitel »Traumaarbeit mit den Stimmen« beschrieben. Geändert hat sich dabei vor allen Dingen das Verständnis der Stimmenhörerin.
Es ist allerdings auch nicht ungewöhnlich, dass sich die Stimme selbst zum Positiven verändert. Es ist leicht nachvollziehbar, dass Stimmenhörende ihre Stimmen dann nicht mehr loswerden wollen, wenn sie sie als beschützend oder hilfreich wahrnehmen.
Es ist nicht so, dass eine Stimme, die ihren Sinn und ihre Funktion erfüllt hat, automatisch verschwindet. Genauso wie in anderen Beziehungen muss eine Beziehung nicht beendet werden, nur weil sie ihren bestimmten Zweck erfüllt hat. Man kann dann darauf hinweisen, dass manche Einsichten zu bestimmten Zeiten des Lebens ganz gut verstanden werden und zu anderen Zeiten nicht. In einer solchen Phase kann es dann vielleicht hilfreich sein, wieder Zugang – möglicherweise auch nur zeitweise – zu einer Persönlichkeit zu haben, die gut dabei helfen kann, auf die eigenen Grenzen zu achten, sich dem Leben zu öffnen usw. Vielleicht wird die Stimme auch noch in anderen Situationen wieder wichtig, die derzeit noch gar nicht abzusehen sind.
Letztlich geht es bei der erfahrungsfokussierten Beratung vor allen Dingen darum, dass die stimmenhörende Person im Gleichgewicht mit den Stimmen ihr Leben leben kann und nicht von ihnen bestimmt wird.

Die Stimmen gehen weg

Wie schon mehrfach erwähnt, geht es nicht darum, die Stimmen loszuwerden. Vielmehr gilt es, ihre Botschaft besser zu verstehen und daraus die passenden Schlüsse zu ziehen. Trotzdem verschwinden die Stimmen nicht selten, wenn sich die Beziehung zu den Stimmen in eine positivere und konstruktivere verwandelt hat.
Ein anderer Grund für das Verschwinden kann sein, dass die sozialen, emotionalen und biografischen Konflikte, auf die die Stimmen hingewiesen haben, irgendwie gelöst wurden, selbst wenn die stimmenhörende Person für sich noch gar nicht die Verbindung der Stimmen zu den Konflikten hergestellt hat. Um auch das noch mal zu betonen: Die Absicht der Stimmen ist unserer Erfahrung nach so gut wie immer eine positive. Selbst wenn eine Stimmenhörerin die Stimmen als nicht positiv erlebt, weil eine der Stimmen z. B. einen Missbraucher oder Täter darstellt, so kann das Erleben der Stimme trotzdem positiv genutzt werden, um sich diesem Täter oder Missbraucher gegenüber zu behaupten. Wir kennen viele Geschichten wie die von Linda (vgl. das Kapitel

»Verneinung, Vergeltung, Mut und Ausdauer«), in denen eine direkte Auseinandersetzung mit einer Täterstimme der Stimmenhörerin endlich die Gelegenheit gibt, sich dieser mit mehr Macht entgegenzustellen, was in der ursprünglichen Situation nicht möglich war. Dies kann zu einer verarbeitenden Auflösung der damit verbundenen Emotionen führen, auch wenn es manchmal mehrere Durchführungen braucht.

In diesen Fällen ähnelt die Stimme einer Art Flashback, wie er sonst von der posttraumatischen Belastungsstörung bekannt ist. Es wäre aber auch nicht ungewöhnlich, wenn eine Stimme bei der direkten Auseinandersetzung doch nicht als der Missbraucher selbst erscheint, sondern nur auf den Missbrauch und die fehlende Bearbeitung hinweisen will, wie bei Paul (vgl. das Kapitel »Traumaarbeit mit den Stimmen«).

Die Stimmen können gehen, wenn sie den Eindruck haben, dass sie erreicht haben, was sie erreichen wollten.

Ähnlich wie oben angedeutet geht es oft um einen Prozess, in dem sich die Stimmenhörerin mit ihrer eigenen schwierigen Geschichte, die häufig von traumatischen Erlebnissen oder Konflikten geprägt ist, aussöhnen kann.

Die Stimmen kommen wieder

Manchmal gehen die Stimmen für kurze Zeit oder auch länger weg und kommen dann doch wieder. Gerade wenn man den Eindruck hat, dass die begleitete Person sich sehr aktiv mit den möglichen zugrunde liegenden biografischen Konflikten auseinandergesetzt hat, kann dies auf den ersten Blick ernüchternd sein. Da kommen dann schnell Gedanken hoch wie der, dass die ganze Arbeit umsonst gewesen sei oder dass die Stimmen vielleicht gar nichts mit bestimmten biografischen Konflikten zu tun haben, sondern vielleicht doch auf biologische Ursachen zurückzuführen seien.

Man sollte sich aber nicht zu schnell mit dieser Erklärung zufriedengeben. Erfahrungsgemäß werden Sie früher oder später auf einen alten oder neuen biografischen Konflikt stoßen, wenn Sie weiter mit der stimmenhörenden Person im Gespräch über ihre Stimmen und ihre Lebenssituation und -geschichte bleiben. Fragen Sie immer wieder nach, welche Art von Stimmen nun da sind und wie sie sich genau verhalten.

Wenn die gleichen Stimmen wiederkommen

Als Erstes ist es wichtig zu fragen, ob die gleichen Stimmen wie vorher auftreten und ob sie auf die gleiche Weise oder auf andere Art und Weise erscheinen. Wenn sie auf genau die gleiche Art und Weise auftreten, dann kann eine einfache Antwort sein, dass die Stimmenhörerin auf alte vermeidende und wenig hilfreiche Verhaltensweisen zurückgegriffen hat. Es ist gerade in Krisensituationen nicht ungewöhnlich, quasi automatisch in alte, vertraute Muster zurückzufallen. Dann kann eine einfache Erinnerung an die neu erlernten Umgangsweisen schon ausreichen.

Ein weiter Grund kann sein, dass die Bearbeitung des möglichen biografischen Konflikts, auf den die Stimme hingewiesen hat, noch nicht abgeschlossen ist. Dies ist nicht verwunderlich, denn gerade schwierige Emotionen bringen oft verschiedene Aspekte mit, die nicht alle immer direkt zu sehen sind, ähnlich den verschiedenen Schichten einer Zwiebel.

Oft treten die gleichen Stimmen aber auch auf ganz andere Art und Weise auf. Hier ist es wichtig zu schauen, ob sie vielleicht auf einen anderen Teilaspekt des möglichen biografischen Konflikts aufmerksam machen wollen oder auf einen ganz neuen Punkt, der bislang noch im Verborgenen lag.

Bei Linda (vgl. das Kapitel »Verneinung, Vergeltung, Mut und Ausdauer«) kamen die gleichen Stimmen z. B. nach einiger Zeit wieder, da die offensichtlich überforderte Familie nicht wusste, wie sie reagieren sollte, als Linda ihr von ihren Stimmen und dem Missbrauch erzählte. Das war für Linda zunächst schwer zu ertragen und sie begann wieder, damit verbundene unangenehme Emotionen zu vermeiden. Die Rückbesinnung auf einen wertschätzenden Umgang mit ihren eigenen konflikthaften Gefühlen half aber auch hier, die Stimmen und Emotionen zu beruhigen.

⚠ Viele Stimmenhörerinnen und -hörer sind beunruhigt, wenn die Stimmen wiederkommen. Hier ist es wichtig, sich davon nicht anstecken zu lassen und gleichzeitig das Leiden an der Stimme anzuerkennen. Zur Erinnerung: Es ist ja nicht allein die Präsenz der Stimmen, die zu einem großen inneren Leiden führen kann, sondern es sind vor allem die dazugehörigen Emotionen und Gedanken, die das Leiden bewirken. Man kann als beratende Person dann darauf hinweisen, dass es schon

einmal gelungen ist, Einfluss auf die Stimmen zu nehmen und dass damit Grund zu der Annahme besteht, auch dieses Mal einen Weg der Einflussnahme zu finden. Außerdem kann man die Erfahrungen aus anderen Beratungen einfließen lassen, dass die Stimmen einer Person im Regelfall nur so viel zuzumuten scheinen, wie sie auch aushalten kann, auch wenn man anerkennt, dass die Stimmenhörerin das nicht immer so sieht.

Wenn neue Stimmen auftreten

Neue Stimmen sind im Regelfall ein Hinweis auf andere oder neue Aspekte möglicher biografischer Konflikte. So wie auch die Beziehungen zu Personen unterschiedlich sind und auch mit unterschiedlichen Problemen einhergehen können, so weisen auch verschiedene Stimmen auf verschiedene Aspekte hin – auch wenn sie möglicherweise miteinander verbunden sind. Die Details können dann wieder wie zuvor in der erfahrungsfokussierten Beratung erarbeitet werden.
Beim Auftreten von neuen Stimmen kann man auch explizit darauf hinweisen, dass die neuen Stimmen anders auftreten als die alten und dass infolgedessen die ganze Arbeit nicht umsonst gewesen ist.
Erfahrungsgemäß ist die aktive Bearbeitung von biografischen Konflikten nachhaltig. Manchmal müssen Teilaspekte eines bestimmten Konflikts nachgearbeitet werden, das heißt aber nicht, dass der bisher eingeschlagene Weg der falsche war oder in die falsche Richtung führte. Natürlich sollte man dies nur betonen oder sagen, wenn vordem bearbeitete Aspekte aus Sicht der stimmenhörenden Person auch wirklich keinen besonderen Leidensdruck mehr bewirken.

Der Prozess gerät ins Stocken

Obwohl »Aha-Momente« immer mal wieder in der erfahrungsfokussierten Beratung vorkommen und einen Riesenschritt in die richtige Richtung bedeuten können, sind sie natürlich nicht die Norm. Da die erfahrungsfokussierte Beratung ja nur freiwillig angegangen werden kann und sollte, ist es nicht ungewöhnlich, wenn der Prozess sich nur langsam entwickelt und immer wieder Stolpersteine auftauchen, wie wir ja auch an dem Beispiel von Thomas gesehen haben (vgl. das Kapitel »Wut, Verrat und Enttäuschung«). Gründe hierfür können sowohl bei der Begleitperson liegen, die vielleicht Angst vor der Beschreibung traumatischer Erfahrungen hat (vgl. das Kapitel »Courage zeigen«) oder eines der Grundprinzipien außer Acht lässt (s. S. 137 ff.). Sie können aber auch bei der begleiteten Person liegen, die durch auftretende Ängste, neue Traumata, ungünstige oder unsichere soziale Umstände oder fehlende soziale Unterstützung den Sinn der weiteren Beratung infrage stellt oder die Weiterführung der Arbeit ablehnt. Es kann auch vorkommen, dass kleine Fortschritte als ausreichend betrachtet werden und deshalb die Stimmenarbeit beendet wird.

Interessanterweise ist es fast nie ein Mangel an »Krankheitseinsicht« oder Motivation der stimmenhörenden Person, der einen Beratungsprozess ins Stocken bringt. Vielmehr sind es im Regelfall die Ängste der stimmenhörenden Person oder auch der Fachperson, die diese zu einem überhasteten Vorgehen verleiten. Dies macht insbesondere vor dem Hintergrund Sinn, dass Stimmen ja oft auf schwierige, angsterfüllte und bisher nicht verarbeitete Situationen in der Vergangenheit hinweisen. Die stimmenhörende Person hat oft große Angst, sich diese Situationen näher anzuschauen. Wenn die Fachperson mit ihrem Verhalten auch ausdrückt, dass sie Angst hat, dann gibt es keinen Grund für die Stimmenhörerin oder die Stimmen, zu glauben, dass sie auch wirklich geschützt und sicher sein werden. An dieser Stelle ist es die Verantwortung der Begleitperson, zu schauen, wie die gegenwärtige Situation sicherer werden kann. Oft hilft bereits ein einfaches Anerkennen und Normalisieren der Ängste.

Wenn die Fachperson es authentisch sagen kann, dann kann sie an dieser Stelle darauf verweisen, dass die möglichen Inhalte für sie selbst nicht zu viel sind. Sie kann betonen, dass alles gesagt werden darf, dass man der Stimmenhörerin nicht automatisch mehr Medikamente oder einen Krankenhausaufenthalt empfehlen wird oder gar denkt, dass sie verrückt oder irgendwie schlecht sei. Im Gegenteil, es ist klar, dass die Person schon viel durchmachen musste und den Respekt der Fachperson für das bisher Erreichte hat.

Für die Fachperson ist es wichtig, sich von den Ängsten der stimmenhörenden Person nicht leiten zu lassen und sich daran zu erinnern, dass die Ängste so groß sind, weil das Leiden an den Stimmen so groß ist. In der Regel ist der Veränderungswunsch da, auch wenn der Veränderungs-

prozess Angst machen kann und viel Ermutigung und Mut braucht. Die aktive Reflexion möglicher eigener Ängste kann deutlich machen, an welcher Stelle es gilt, bewusst einen nicht angsterfüllten, vertrauenden Weg zu gehen und auch der Stimmenhörerin anzubieten.

Insbesondere bei traumatischen Erfahrungen reicht ein einfaches, kurzes Anschauen oft nicht aus. Emotionen und Gedanken können bei der Erinnerung an die Situation, mit der sie verbunden sind, dann weiterhin Leid auslösen, was an sich schon ein Hinweis auf ihre nach wie vor nicht verarbeitete Natur ist. Das bedeutet aber nicht automatisch, dass nun eine gezielte Traumatherapie durchgeführt werden müsse. Oft reicht ein Anerkennen der Auswirkungen auf das Leben der stimmenhörenden Person im gemeinsamen Gespräch oder in einem eigenen Prozess des langsamen, kontrollierten und bewussten Zulassens aus, um den damit verbundenen Leidensdruck merklich und ausreichend zu mindern. Ein Akzeptanzprozess kann bereits mit der Herstellung einer Verbindung zwischen Lebensgeschichte und den Stimmen, Visionen oder nicht geteilten Realitäten stattfinden (Read u.a. 2007).

Ein weiterer wichtiger Punkt ist in diesem Zusammenhang die Beibehaltung neu gelernter Bewältigungsstrategien. Dies trifft sowohl für den Umgang mit den Stimmen zu als auch für den Umgang mit Emotionen und Gedanken, die anzuerkennen und zuzulassen die Person bisher vielleicht eher vermieden hat. Erfahrungsgemäß tauchen gerade in Stresssituationen wieder alte, wenig konstruktive Verhaltensmuster auf. Insbesondere wenn vorher gerade ein deutlicher Fortschritt sichtbar war, ist dies eine mögliche Erklärung für die erneuten Schwierigkeiten. Die Lösung liegt oft einfach darin, dass man die hilfreichen Bewältigungsstrategien wieder aufgreift und übt.

Statt sich über den Rückfall zu ärgern, kann man aber auch sagen, dass es vielleicht eine gute Erfindung des Lebens ist, dass einem krisenhafte Situationen immer wieder zeigen, wie wichtig es ist, die eigenen Gefühle, Gedanken und Emotionen ernst zu nehmen, sie wertzuschätzen und sich für die Selbstsorge Zeit zu nehmen. Es sind dabei nie nur die Gefühle oder Stimmen an sich, die dazu führen, dass man leidet, sondern der vermeidende Umgang damit. Ein akzeptierender Umgang führt entsprechend dann auch zu einer merklichen Erleichterung. Diese Einsicht hilft auch bei anderen, nicht stimmenbezogenen Problemen.

Stimmen und Antipsychotika

Da die Verschreibung von antipsychotischen Medikamenten zentraler Bestandteil der Standardinterventionen bei Menschen ist, die Stimmen hören, möchten wir zum Schluss noch herausstellen, dass die erfahrungsfokussierte Beratung oft zu einer Reduzierung der Medikamente führt; manchmal können sie auch ganz ausgeschlichen werden. Da viele Menschen, die Stimmen hören und Antipsychotika bekommen, über kurz oder lang einen Wunsch nach Reduzierung der Medikamente verspüren, kann umgekehrt dieser Wunsch auch ein Anlass sein, eine erfahrungsfokussierte Beratung anzubieten.

Antipsychotika können ein wichtiges Behandlungselement sein, es ist aber auch nicht zu übersehen, dass viele Menschen ihre regelmäßige Einnahme ablehnen. Sie fürchten die Nebenwirkungen oder haben zumindest den Eindruck, dass der mögliche Nutzen (z. B. die Reduktion oder Eliminierung der negativen Stimmen) die negativen körperlich spürbaren Seiten der Medikamente nicht wettmacht (z. B. sexuelle Funktionsstörungen, erschwertes Denken oder Gewichtszunahme). Eigentlich sollte es auch genügen, wenn uns Menschen sagen, dass sie die Medikamente nicht nehmen wollen. Wir sollten ihre Entscheidung akzeptieren, sie ausführlich mit ihnen besprechen und die Menschen auf ihrem Weg begleiten. Egal ob im stationären oder ambulanten Setting, wir sollten Personen nicht zwingen oder unter Druck setzen, etwas zu tun, was sie nicht tun wollen oder was sie nicht überzeugt – so erleben es aber viele Stimmenhörerinnen und Stimmenhörer.

Natürlich gibt es auch genügend Menschen, die antipsychotische Medikamente nehmen wollen und sich damit sicherer fühlen. Das sollten wir dann respektieren – wenn sie entsprechend über positive und negative Wirkungen informiert und aufgeklärt wurden. An einer regelmäßig guten und weitreichenden Aufklärung etwa über das erhöhte Mortalitätsrisiko, die potenziell negativen Wirkungen auf Gehirn und Körper sowie die begrenzte Wirksamkeit der Medikamente haben wir aber aufgrund der Berichte direkt Betroffener unsere Zweifel.

Viele, wenn auch nicht alle Stimmenhörende aus der internationalen Stimmenhörbewegung erzählen, wie gerade die antipsychotischen Medikamente ihnen nicht gutgetan, ihren Recoveryprozess aus ihrer Sicht sogar behindert haben. Gleichzeitig berichten sie, wie schwer ein schrittweises Absetzen der Medikamente für sie war, obwohl sie eigenständig Wege gefunden hatten, mit ihren Erfahrungen (pathologisierend auch Symptome genannt) umzugehen. Dies trifft insbesondere auch auf Stimmenhörende zu, bei denen antipsychotische Medikamente kaum oder gar nicht geholfen hatten.

Diese nicht neue Sicht der Stimmenhörenden wird zunehmend durch wissenschaftliche Erkenntnisse gestützt. Dabei ist vor allen Dingen die Debatte über die Erhöhung des Mortalitätsrisikos durch Langzeiteinnahme von antipsychotischen Medikamenten interessant (Aderhold & Stastny 2007; Weinmann u.a. 2009). Nach derzeitigem wissenschaftlichem Kenntnisstand führt die Langzeiteinnahme (ab zwei Jahren) auch nicht zu höheren Recoveryraten (Sohler u.a. 2015). Einige Studien deuten sogar auf schlechtere Recoveryraten bei Langzeiteinnahme hin (Whitaker 2004, 2009; Wunderink u.a. 2007, 2013). Im Gegensatz dazu stehen Studienergebnisse, die bei vollständigem oder teilweisem Absetzen antipsychotischer Medikamente mittel- bis langfristig bessere Recoveryraten nachweisen konnten (Wunderink u.a. 2007, 2013).

Da sowohl die neueren antipsychotischen als auch die 15 am häufigsten verschriebenen antipsychotischen Medikamente im Vergleich zu Placebos bei nur ca. 18 % der Studienteilnehmenden eine geringfügige Verbesserung von Symptomen bewirkten (Leucht u.a. 2009, 2013 u.a.), sind ohnehin ernsthafte Fragen bezüglich des Kosten-Nutzen-Verhältnisses zu stellen. Ein weiterer Punkt ist, dass viele Studien nur relativ kurzzeitig angelegt sind, zum Teil auch methodisch nicht allen wissenschaftlichen Standards genügen, sodass man annehmen kann, dass der Unterschied zwischen Placebo und antipsychotischen Medikamenten noch geringer sein könnte, als bisher angenommen (Aderhold 2014).

Gewichtige internationale Schizophrenieexperten (Murray u.a. 2016) sowie Psychiatrieinstitutionen, wie etwa der South London and Maudsley NHS Foundation Trust (gilt als nationales Exzellenzzentrum Großbritanniens) und der Council for Evidence-based Psychiatry, ziehen in öffentlichen Debatten deshalb angesichts der derzeitigen Studienlage den Schluss, dass gerade die hoch dosierte Langzeiteinnahme von Antipsychotika mehr Schaden als Nutzen anrichten kann (CEP 2015; Davies

2015). Die Gründung eines »International Institute for Psychiatric Drug Withdrawal« (erstes internationales Institut für den Entzug psychiatrischer Medikamente) im Rahmen einer Open-Dialogue-Konferenz im Oktober 2016 in Gothenburg sollte in diesem Zusammenhang nicht verwundern.

In der Praxis sind diese Überlegungen aber oft noch nicht angekommen, wie wir in unserer Arbeit regelmäßig sehen können. Vielerorts ist die als Präventionsmaßnahme begründete hoch dosierte Langzeitmedikation immer noch üblich.

Natürlich kennen die meisten Fachleute, Stimmenhörende und Angehörige Menschen, denen die Einnahme von Antipsychotika geholfen hat. Es ist aber wichtig, das ganze Datenbild zu zeigen und Menschen, die Stimmen hören, die Entscheidung zu überlassen, welchen Weg sie gehen wollen, und sie dabei zu begleiten. Wenn Stimmenhörende also gerne ihre Medikamente reduzieren wollen, dann sollten sie dies mithilfe der Fachleute tun können. Für den Wunsch nach einer Reduzierung der Medikamente nicht offen zu sein und auf der weiteren Einnahme zu beharren, führt auf lange Sicht zu Vertrauensverlust und bestenfalls zu angepasstem Verhalten. Recovery wird so nicht gefördert. Es muss daher eine Kultur geschaffen werden, in der es völlig normal und akzeptabel ist, dass man anderer Meinung ist.

Dies wird kein einfacher Weg sein, da unsere derzeitigen Versorgungsstrukturen aus Sicht vieler Stimmenhörender und auch anderer Psychiatrieklientinnen und -klienten durch ein starkes Machtungleichgewicht charakterisiert sind. Auch viele Mitarbeiterinnen und Mitarbeiter an der Basis fühlen sich oft nicht gleichberechtigt behandelt oder mit ihren eigenen Fähigkeiten und Ressourcen geschätzt.

Medikamentenreduzierungen und auch -absetzungen können gelingen – eine Garantie gibt es natürlich nicht –, wenn sie langsam erfolgen und im besten Fall einhergehen mit dem Erlernen von neuen und hilfreichen Bewältigungsstrategien für Stimmen, Emotionen, Gedanken und Beziehungen. Wenn die Reduzierung zu schnell vorgenommen wird – eine Empfehlung lautet: nicht mehr als 10 % bei jedem Schritt, mit ausreichend Zeit dazwischen (DGSP 2014, S. 35) –, droht die Gefahr eines »Rückfalls« oder einer Verschlechterung der Situation. Dieser liegt womöglich in den Medikamenten selbst begründet, in der von ihnen bewirkten Dopaminaufregulierung und der damit einhergehenden angenommenen Dopaminüberempfindlichkeit (Seeman u. a. 2005; Seeman

2008, 2009; MURRAY u.a. 2016), die sich im Falle einer Medikamentenreduzierung nur langsam abbaut (ADERHOLD 2014). Zu beachten ist bei einer Medikamentenreduzierung auch, dass die Emotionen wieder stärker zum Vorschein kommen können, wenn die emotionale Dämpfung der antipsychotischen Medikamente schwindet.
Es sei in diesem Zusammenhang die Frage erlaubt, ob es vielleicht die emotionale Dämpfung durch diese Medikamente ist, die ja eigentlich als eine Nebenwirkung betrachtet wird, die zu dem scheinbaren therapeutischen Nutzen führt, der manchmal sichtbar ist. Wie alle Praxisbeispiele zeigen, ist die Verbindung zwischen Emotionen und Stimmen augenfällig. Dies ist hier aber nur ein Gedanke, der an anderer Stelle noch ausführlicher diskutiert werden müsste.

Wir wollen im Kontext der erfahrungsfokussierten Beratung darauf hinweisen, dass bei der Reduktion von Medikamenten, die vielleicht durch die erfahrungsfokussierte Beratung erst möglich wird, traumatische oder ähnlich starke, konfliktbehaftete Emotionen wieder in den Vordergrund treten können. Hier kommt es darauf an, die stimmenhörende Person und auch sich selbst daran zu erinnern, wie wichtig es ist, die neuen, nicht vermeidenden Bewältigungsstrategien anzuwenden.

Nachdem wir hoffentlich deutlich gemacht haben, dass ein Reduzieren oder Absetzen von Psychopharmaka durch eine erfahrungsfokussierte Beratung erst möglich werden kann, wollen wir nicht vergessen, dass Psychopharmaka die erfahrungsfokussierte Beratung auch erschweren können. Gerade im deutschsprachigen Raum ist es in manchen Organisationen nicht unüblich, auch hohe Dosen jenseits der Richtlinien (DGGPN 2006; NICE 2014) zu verschreiben. Zwar dürfen wir davon ausgehen, dass diese hohen Dosen normalerweise in guter Absicht verschrieben werden, ein offensichtlicher therapeutischer Zusatznutzen ergibt sich in einer offenen Abwägung aller Beteiligten aber eher selten. Stimmenhörende haben dann stattdessen oft sehr ausgeprägte Nebenwirkungen, die tragischerweise zum Teil auch noch als Beweise kognitiver Einschränkungen durch die angenommene Krankheit der Schizophrenie gewertet werden (ADERHOLD & STASTNY 2007). Dies ist natürlich keine gute Praxis und erschwert eine erfahrungsfokussierte Beratung zum Teil sehr, da viele Menschen kognitiv und emotional so beeinträchtigt sind, dass sie

sich nicht so gut auf einen psychosozialen Prozess einlassen können, wie es hilfreich wäre. Diese kognitiven und emotionalen Einschränkungen lassen allerdings meistens nach, wenn man die Medikamente zumindest in die Nähe der Richtlinien reduziert.
Reduzierungen in Richtung Richtlinienhöhe sind unseren Erfahrungen nach so gut wie immer möglich – auch bei scheinbar besonders »schweren Fällen« – und können auch vom »Bodenpersonal« angestoßen werden. Wer weitergehen will und kann, findet in einer von der Deutschen Gesellschaft für Soziale Psychiatrie herausgegebenen Broschüre bereits Richtlinien für das gewissenhafte schrittweise Absetzen von Antipsychotika (DGSP 2014), denen man unserer Erfahrung nach gut folgen kann. Diese Broschüre verweist unter anderem auch auf die erfahrungsfokussierte Beratung als Alternative zu antipsychotischen Medikamenten.

Schlusswort

Zum Ende dieses Buches stellt sich nun die Frage, was es für eine sinnvolle und konstruktive Umsetzung der erfahrungsfokussierten Beratung in der Praxis braucht. Dabei zeigen sich für die verschiedenen Ebenen einer Organisation auch verschiedene Herausforderungen oder Erfordernisse. Personen, die im Management oder für die fachliche Entwicklung psychiatrischer Einrichtungen verantwortlich sind, tragen Verantwortung für die Rahmenbedingungen.

Wie wir aus der Arbeit mit Stimmenhörern und -hörerinnen wissen, ist die erfahrungsfokussierten Beratung mit ihrer Grundhaltung, dass das Stimmenhören nicht etwas Krankhaftes, sondern Sinnhaftes ist, dessen Verständnis eine zentrale Rolle im Recoveryprozess einnehmen kann, in psychiatrischen Einrichtungen nicht sehr bekannt und wird noch seltener praktiziert. Ähnlich wie auch bei anderen recoveryorientierten Interventionen oder Projekten ist also auch hier ein Paradigmenwechsel erforderlich.

Aus der Managementlehre und -forschung wissen wir, dass nachhaltige Änderungen immer eine systematische Begleitung und Unterstützung brauchen – ein Changemanagement (Geiger 2006). Um einen solchen Veränderungsprozess auch angehen und umsetzen zu können, muss man in der Regel die obersten Führungspersonen und Leitungen für den erwünschten Paradigmenwechsel gewinnen, um einen formalen Auftrag im Sinne einer Top-down-Strategie zu erhalten. Entgegen anderen Ländern, wie zum Beispiel Großbritannien, wo die Umsetzung einer Recoveryorientierung schon seit einigen Jahren gesetzlich vorgeschrieben und teilweise auch in den psychiatrischen Einrichtungen und Diensten systematisch verankert ist, kann im deutschen Sprachraum, abgesehen von einigen Ausnahmen (u.a. Mahler u.a. 2013), noch wenig Initiative »von oben« in diese Richtung beobachtet werden.

Gleichzeitig sollten wir nicht vergessen, dass solchen groß angelegten Projekten und nachhaltigen Initiativen in einer größeren Organisation oft kleinere, eher im Hintergrund entwickelte und vorangetriebene Projekte vorausgehen. So ist es auch bei vielen personen- und recoveryorientierten Projekten im deutschsprachigen Raum (Burr u.a. 2013). Auch der gesetzlich festgeschriebenen Förderung von Recoveryorientierung in Großbritannien, den Niederlanden oder Australien gingen ja viele eher als Bottom-up-Strategien zu bezeichnende Initiativen voraus. Oft wurden diese Initiativen von Personen aus der Pflege oder der Sozialarbeit angestoßen, also vom »Bodenpersonal«, dem in psychiatrischen Organisationen häufig wenig Entscheidungs- und Fachkompetenz zugestanden wird. Viele Pioniere unter diesen Personen haben sich wiederum von recovernden oder recoverten Menschen und ihren Geschichten und Recoveryprojekten inspirieren lassen.

Wer nun selbst darüber nachdenkt, in dieser Richtung aktiv zu werden, sollte sich darüber im Klaren sein, dass solche Veränderungsprozesse nicht immer mit offenen Armen aufgenommen werden – dies kann vorkommen, wie uns zuweilen auch als Feedback in Fortbildungen zur erfahrungsfokussierten Beratung zurückgemeldet wird. Häufig werden solche Initiativen auch als nicht wissenschaftlich abgetan oder die aktive Einbeziehung von Klientinnen oder Patienten, wie sie auch die erfahrungsfokussierte Beratung prägt, wird grundsätzlich als problematisch betrachtet. Deshalb stellt sich insbesondere für das Bodenpersonal die Frage, wie man mit einem solchen Angebot beginnen soll, wenn man nicht auf offene Ohren stößt.

Wir empfehlen als einen ersten Schritt, im kleinen Rahmen anzufangen. Dies kann z. B. heißen, dass man über diesen neuen Umgang mit Stimmen auf der eigenen Arbeitsstelle spricht und nach Verbündeten sucht. Ein guter Anlass, die erfahrungsfokussierte Beratung als Möglichkeit vorzustellen und auch die Legitimation von Entscheidungsträgern zu bekommen, ist es, wenn im Team diskutiert wird, wie man bei bestimmten Personen vorankommen kann, mit denen es seit langer Zeit wenig oder gar keinen Fortschritt gibt. In einer solchen Situation befürworten oft auch kritische Therapieverantwortliche das Ausprobieren von alternativen Methoden.

Eine andere Möglichkeit der Umsetzung ist, sich vornehmlich auf die Gemeinsamkeiten mit anderen Ansätzen zu beziehen. Einen besseren Umgang mit den Stimmen erarbeiten zu wollen und die Wichtigkeit von Bewältigungsstrategien zu betonen, ist sicherlich etwas, was auch im allgemeinen psychiatrischen Diskurs akzeptabel ist. Erste Erfolge können dann dazu führen, dass man offener für die Aufnahme der erfahrungsfokussierten Beratung in das Angebot der jeweiligen Einrichtung wirbt.

Natürlich würden wir uns wünschen, dass sich neben der erfahrungsfo-

kussierten Beratung auch andere Unterstützungsformen, die die Person, ihre Erfahrungen und den Recoveryprozess in den Vordergrund stellen, in möglichst vielen psychiatrischen Einrichtungen und Diensten etablieren können. Das ist unser eigentliches Anliegen. Die erfahrungsfokussierte Beratung ist in dieser Hinsicht nur ein Beitrag in dieser Richtung.
Wenn Sie bei der Aneignung oder Etablierung der erfahrungsfokussierten Beratung Unterstützung suchen, sprechen Sie uns an. Weiterbildungen werden im deutschsprachigen Raum insbesondere durch das vornehmlich in der Selbsthilfebewegung verankerte Netzwerk Stimmenhören (www.stimmenhoeren.de) sowie durch das in Selbsthilfe und psychiatrischen Kontexten verankerte efc Institut (www.efc-institut.de) angeboten. Beim efc Institut bietet z. B. Joachim Schnackenberg Supervision für die Anwendung in stationären, langfristigen wie auch in aufsuchenden Settings an. Senait Debesay bietet gerne ihre Unterstützung bei der Arbeit mit Kindern, Jugendlichen und Erwachsenen an.
Doch auch wenn Sie keine Möglichkeit sehen, eine Fortbildung bezahlt zu bekommen oder die erfahrungsfokussierte Beratung an Ihrem Arbeitsplatz zu etablieren: Das Lesen dieses Buches kann ein erster Schritt sein zu einem neuen Verständnis für Menschen, die Stimmen hören. Dies wird sich unweigerlich in der alltäglichen Arbeit mit Stimmenhörerinnen und -hörern positiv auswirken.

Weiterführendes

Literatur

ABDERHALDEN, C. (2011): Der Pflegeprozess. In: Sauter, D.; Abderhalden, C.; NEEDHAM, I.; WOLFF, S. (Hg.): Lehrbuch Psychiatrische Pflege. 3., vollst. überarb. Auflage. Bern: Huber, S. 347–378.

ADERHOLD, V. (2014): Neuroleptika minimal – warum und wie. Online verfügbar: https://www.dgsf.org/service/wissensportal/fachaufsaetze-als-pdf-datei/neuroleptika-minimal-warum-und-wie-2014/view (30. 10. 2015).

ADERHOLD, V.; STASTNY, P. (2007): Full disclosure: Toward a participatory and risklimiting approach to neuroleptic drugs. Ethical Human Psychology and Psychiatry, 9 (1), 35–61.

ALEMAN, A.; LAROI, F. (2008): Hallucinations: The science of idiosyncratic perception. Washington DC: American Psychological Association.

AMERING, M.; SCHMOLKE, M. (2012): Recovery. Das Ende der Unheilbarkeit. 5. Auflage. Köln: Psychiatrie Verlag.

ANDRESEN, R.; CAPUTI, P.; OADES, L. (2006): Stages of recovery instrument: Development of a measure of recovery from serious mental illness. Australian and New Zealand Journal of Psychiatry, 40 (11–12), 972–980.

APA – AMERICAN PSYCHIATRIC ASSOCIATION (2013): Diagnostic and Statistical Manual of Mental Disorders, Fifth Edition. Washington DC: American Psychiatric Association.

BANDURA, A. (1977): Self-efficacy. Toward a unifying theory of behavioral change. Psychological Review, 84 (2), 191–215.

BARKER, P.; BUCHANAN-BARKER, P. (2013): Das Gezeitenmodell. Der Kompass für eine recovery-orientierte psychiatrische Pflege. Bern: Hogrefe.

BEAVAN, V.; READ, J.; CARTWRIGHT, C. (2011): The prevalence of voice-hearers in the general population: A literature review. Journal of Mental Health, 20, 281–292.

BECK, A. T.; STEER, R. A.; GARBIN, M. G. (1988): Psychometric properties of the Beck Depression Inventory: Twenty-five years of evaluation. Clinical Psychology Review, 8 (1), 77–100.

BENTALL, R. (2009): Doctoring the mind. Why psychiatric treatments fail. London: Penguin Books.

BENTALL, R. (2016): Genes and psychosis. Vortrag gehalten am 22.10.2016 im Rahmen einer öffentlichen Veranstaltung der 8. Internationalen Weltstimmenhörkonferenz in Paris. Unveröffentlichtes Powerpoint-Dokument.

BOUWENS, S. F. M.; VAN HEUGTEN, C. M.; VERHEY, F. R. J. (2008): Review of goal attainment scaling as a useful outcome measure in psychogeriatric patients with cognitive disorders. Dementia and Geriatric Cognitive Disorders, 26 (6), 528–540.

BOUWENS, S. F.; VAN HEUGTEN, C. M.; VERHEY, F. R. (2009): The practical use of goal attainment scaling for people with acquired brain injury who receive cognitive rehabilitation. Clinical Rehabilitation, 23 (4), 310–320.

BOWLBY, J. (1969): Attachment and loss. Vol. I. Attachement. New York: Basic Books.

BPS – The British Psychological Society (2013): Division of clinical psychology position statement final version. Division of clinical psychology position statement on the classification of behaviour and experiences in relation to functional psychiatric diagnoses. Time for a paradigm shift. Online verfügbar: http://dxrevisionwatch.files.wordpress.com/2013/05/position-statement-on-diagnosis-master-doc.pdf (21.11.2013).

BUBER, M. (2002): Das dialogische Prinzip. Ich und Du. Zwiesprache. Die Frage an den Einzelnen. Elemente des Zwischenmenschlichen. Gütersloh: Gütersloher Verlagshaus.

BULLIMORE, P. (2010): My personal experience of paranoia. Psychosis: Psychological, Social and Integrative Approaches, 2 (2), 173–177.

BURR, C.; SCHULZ, M.; WINTER, A.; ZUABONI, G. (2012): Recovery in der Praxis. Vorraussetzungen, Interventionen, Pojekte. Köln: Psychiatrie Verlag.

CAIRNS, A.; KAVANAGH, D.; DARK, F.; MCPHAIL, S. M. (2015): Setting measurable goals with young people: Qualitative feedback from the Goal Attainment Scale in youth mental health. British Journal of Occupational Therapy (College of Occupational Therapists Limited), 78 (4), 253–259.

CEP – Council for Evidence-Based Psychiatry (2015): More harm than good: Confronting the psychiatric medication epidemic. Online verfügbar: http://cepuk.org/moreharmthangood/ (9.1.2016).

Coleman, R. (1999): Recovery: An alien concept. Gloucester: Handsell Publishing.

Coleman, R.; Smith, M. (2007): Stimmenhören verstehen und bewältigen. Bonn: Psychiatrie Verlag.

Comans, K. (2010): You can' t sit on your arse and slide up a hill. Online verfügbar: http://www.behindthelabel.co.uk/slide-up-a-hill/#more-50 (27.3.2017).

Corstens, D.; Longden, E. (2013): The origin of voices: Links between life history and voice hearing in a survey of 100 cases. Psychosis: Psychological, Social and Integrative Approaches, 5 (3), 270–285.

Corstens, D.; Longden, E.; May, R. (2012): Talking with voices: Exploring what is expressed by the voices people hear. Psychosis: Psychological, Social and Integrative Approaches, 4 (2), 95–104.

Corstens, D.; Longden, E.; McCarthy-Jones, S.; Waddingham, R.; Thomas, N. (2014): Emerging perspectives from the Hearing Voices Movement: Implications for research and practice. Schizophrenia Bulletin, 40, Suppl. 4, 285–294.

Davies, J. (2015): The Maudsley Debate: A cause for hope. Online verfügbar: http://cepuk.org/2015/05/15/maudsley-debate-cause-hope/ (9.1.2016).

De Shazer, S.; Dolan, Y. (2013): Mehr als ein Wunder. Lösungsfokussierte Kurztherapie heute. 3. Auflage. Heidelberg: Carl-Auer.

DGPPN – Deutsche Gesellschaft für Psychiatrie, Psychotherapie und Nervenheilkunde (ed.) (2006): S 3 – Behandlungsleitlinie Schizophrenie. C. Kurzversion. Online verfügbar: http://www.dgppn.de/publikationen/leitlinien.html (20.9.2015).

DGPPN – Deutsche Gesellschaft für Psychiatrie, Psychotherapie und Nervenheilkunde (Hg.) (2013): S3-Leitlinie Psychosoziale Therapien bei schweren psychischen Erkrankungen. Berlin, Heidelberg: Springer. Online verfügbar: https://www.dgppn.de/fileadmin/user_upload/_medien/download/pdf/kurzversion-leitlinien/S3-LL-PsychosozTherapien_Langversion.pdf (7.6.2016).

DGSP – Deutsche Gesellschaft für Soziale Psychiatrie (2014): Neuroleptika reduzieren und absetzen. Eine Broschüre für Psychose-Erfahrene, Angehörige und Professionelle aller Berufsgruppen. Online verfügbar: www.dgsp-ev.de (13.7.2015).

Dillon, J. (2010): »The tale of an ordinary little girl«. Psychosis: Psychological, Social and Integrative Approaches, 2 (1), 79–83.

Dillon, J. (2013): The Hearing Voices Movement: Beyond critiquing the status quo. Online verfügbar: www.madinamerica.com/2013/01/the-hearing-voices-movement-beyond-critiquing-the-status-quo/ (6.3.2016).

Dillon, J.; Johnstone, L.; Longden, E. (2012): Trauma, dissociation, attachment & neuroscience: A new paradigm for understanding severe mental distress. The Journal of Critical Psychology, Counselling and Psychotherapy, 12 (3), 145–155.

Doenges, M. E.; Moorhouse, M. F.; Murr, A. C. (2014): Pflegediagnosen und Pflegemaßnahmen. 4. Auflage. Bern: Huber.

Dornes, M. (2000): Die emotionale Welt des Kindes. Frankfurt a. M.: Fischer Taschenbuch Verlag.

Dornes, M. (2006): Die Seele des Kindes. Entstehung und Entwicklung. Frankfurt a. M.: Fischer Taschenbuch Verlag.

Ellenberger, U. (2010): Zielsetzungsprozess. Vorgehenshilfen, welche den Pflegenden in der Findung der Pflegeziele eine nutzvolle Unterstützung bieten. Abschlussarbeit CAS Psychiatrische Pflege. Bern: Berner Fachhochschule Gesundheit.

Escher, S.; Romme, M.; Runte, I. (2015): Die Stimmen und ich. Köln: Psychiatrie Verlag.

Fiechter, V.; Meier, M. (1998): Pflegeplanung. Kassel: Recom.

Fischbach, A. (2001): Vom Ende des Pflegeprozesses. Die Schwester/Der Pfleger, 40, 173–175.

Fortea, J. A. (2006): Interview with an exorcist. An insider's look at the devil, demonic possession, and the path to deliverance. West Chester: Ascension Press.

Frankl, V. E. (2007): ... trotzdem Ja zum Leben sagen. Ein Psychologe erlebt das Konzentrationslager. 28. Auflage. München: Deutscher Taschenbuch Verlag.

Geiger, I. K. (2006): Change Management in komplexen Organisationen – Theorie, Topics, Tools. In: Kruppke, H.; Otto, M.; Gontard, M. (Eds.), Human Capital Management: Personalprozesse erfolgreich managen. Berlin, Heidelberg: Springer, 211–247.

Gelder, M.; Harrison, P.; Cowen, P. (2008): Shorter Oxford textbook of psychiatry. 5. Auflage. Oxford: Oxford University Press.

Glover, H. (2005): Guest editorial. Recovery based service delivery: Are we ready to transform the words into a paradigm shift? Australian e-Journal for the Advancement of Mental Health, 4 (3), 1–4.

Gordon, J. E.; Powell, C.; Rockwood, K. (1999): Goal attainment scaling as a measure of clinically important change in nursing-home patients. Age and Ageing, 28 (3), 275–281.

Grün, A. (2007): Der Umgang mit dem Bösen. Der Dämonenkampf im alten Mönchtum. Münsterschwarzach: Vier-Türme-Verlag.

Haddock, G. (2009): The Psychotic Symptom Rating Scale. User manual. (Unveröffentlichtes Pdf-Dokument).

Haddock, G.; McCarron; J., Tarrier, N.; Faragher, E. B. (1999): Scales to measure dimensions of hallucinations and delusions: The Psychotic Symptom Rating Scales (PSYRATS). Psychological Medicine, 29 (4), 879–889.

Hamilton, M. (1959): The assessment of anxiety states by rating. British Journal of Medical Psychology, 32, 50–55. Doi: 10.1111/j.2044-8341.1959.tb00467.x

Hansen, H. (Hg.) (2015): Höllenqual oder Himmelsgabe? Erfahrungen von Stimmen hörenden Menschen. Neumünster: Paranus.

Herman, J. (1994): Trauma and recovery. From domestic abuse to political terror. London: Pandora.

Herren, W.; Baumgartner, F. (2008): Kursunterlagen zum Zertifikatsstudiengang: Lösungsorientierte Kurzzeitberatung. Aarau: Kurszentrum Aarau.

Hurn, J.; Kneebone, I.; Cropley, M. (2006): Goal setting as an outcome measure: A systematic review. Clinical Rehabilitation, 20 (9), 756–772.

ImROC. (2016):Working in partnership with communities to develop services, systems and cultures that support Recovery and wellbeing. Online verfügbar: https://imroc.org (28.3.2017).

INSEL, T. (2013): Director's blog: Transforming diagnosis (29 April). Online verfügbar: www.nimh.nih.gov/about/director/2013/transforming-diagnosis.shtml (21.11.2013).

JOHNSTONE, L. (2000): Users and abusers of psychiatry. London: Routledge.

KATSCHNIG, H. (2008): Die Schizophrenie und ihr Verlauf: Mythen und Daten. In: AMERING, M.; KRAUSZ, M.; KATSCHNIG, H. (Hg.): Hoffnung macht Sinn. Schizophrene Psychosen in neuem Licht. Wien: Facultas.

KAY, S. R.; FISZBEIN, A.; OPLER, L. A. (1987): The Positive and Negative Syndrome Scale (PANSS) for Schizophrenia. Schizophrenia Bulletin, 13 (2), 261–276.

KIRESUK, T. J.; SHERMAN, R. E. (1968): Goal attainment scaling: A general method for evaluating comprehensive community mental health programs. Community Mental Health Journal, 4 (6), 443–453.

LEUCHT, S.; ARBTER, D.; ENGEL, R. R.; KISSLING, W.; DAVIS, J. M. (2009): How effective are second-generation antipsychotic drugs? A meta-analysis of placebo-controlled trials. Molecular Psychiatry, 14 (4), 429–447.

LEUCHT, S.; CIPRIANI, A.; SPINELI, L.; MAVRIDIS, D.; OEREY, D.; RICHTER, F.; SAMARA, M.; BARBUI, C.; ENGEL, R. R.; GEDDES, J. R.; KISSLING, W.; STAPF, M. P.; LÄSSIG, B.; SALANTI, G.; DAVIS, J. M. (2013): Comparative efficacy and tolerability of 15 antipsychotic drugs in schizophrenia: A multiple-treatments meta-analysis. The Lancet, 382 (9896), 951–962.

LOCKE, E. A.; LATHAM, G. P. (2002): Building a practically useful theory of goal setting and task motivation: A 35-year odyssey. American Psychologist, 57 (9), 705–717.

LONGDEN, E. (2010): Making sense of voices. A personal story of recovery. Psychosis: Psychological, Social and Integrative Approaches, 2 (3), 255–259.

LUKOFF, D.; NUECHTERLEIN, K. H.; VENTURA, J. (1986): Manual for the expanded Brief Psychiatric Rating Scale. Schizophrenia Bulletin, 12, 594–602.

MAHLER, L.; JARCHOV-JÀDI, I.; MONTAG, C.; GALLINAT, J. (2013): Das Weddinger Modell. Resilienz- und Ressourcenorientierung im klinischen Kontext. Köln: Psychiatrie Verlag.

McCarthy-Jones, S. (2012): Hearing voices: The histories, causes and meanings of auditory verbal hallucinations. Cambridge: Cambridge University Press.

McCarthy-Jones, S. (2017): Can't you hear them? The science and significance of hearing voices. London: Jessica Kingsley Publishers.

McCarthy-Jones, S., Hayward, M., Waters, F.; Sommer, I. E. (2016): Editorial: Hallucinations: new interventions supporting people with distressing voices and/or visions. Frontiers in Psychology. Erstveröffentlichung online: 21 September 2016, doi: https://doi.org/10.3389/fpsyg.2016.01418. Online verfügbar: http://journal.frontiersin.org/article/10.3389/fpsyg.2016.01418/full (7.2.2017).

McCarthy-Jones, S.; Longden, E. (2015): Auditory verbal hallucinations in schizophrenia and post-traumatic stress disorder: Common phenomenology, common cause, common interventions? Frontiers in Psychology, 6. Doi: 10.3389/fpsyg.2015.01071

Moncrieff, J. (2013): The bitterest pills: The troubling story of antipsychotic drugs. Basingstoke: Palgrave MacMillan.

Moskowitz, A.; Corstens, D. (2007): Auditory hallucinations: Psychotic symptom or dissociative experience? Journal of Psychological Trauma, 6 (2–3), 35–63.

Müller-Staub, M. (2001): Qualität der Pflegediagnostik und Patientinnen-Zufriedenheit. Pflege, 14, 230–238.

Murray, R. M.; Quattraone, D.; Natesan, S.; van Os, J.; Nordentoft, M.; Howes, O.; Di Forti, M.; Taylor, D. (2016): Should psychiatrists be more cautious about the long-term prophylactic use of antipsychotics? The British Journal of Psychiatry, 209 (5), 361–365.

Neil, S. T.; Kilbride, M.; Pitt, L.; Nothard, S.; Welford, M.; Sellwood, W.; Morrison, A. P. (2009): The Questionnaire about the Process of Recovery (QPR): A measurement tool developed in collaboration with service users. Psychosis: Psychological, Social and Integrative Approaches, 1 (2), 145–155.

NICE – National Institute for Health and Clinical Excellence (2009): Schizophrenia. Core interventions in the treatment and management of schizophrenia in adults in primary and secondary care. This is an update of NICE clinical guideline 1. NICE clinical guideline 82. Developed by the National Collaborating Centre for Mental Health. Online verfügbar: www.nice.org.uk/nicemedia/pdf/cg82niceguideline.pdf (25.10.2015).

NICE – National Institute for Health and Clinical Excellence (2010): National clinical guideline number 82, Schizophrenia. Core interventions in the treatment and management of Schizophrenia in adults in primary and secondary care (update edition). London: The British Psychological Society and the Royal College of Psychiatrists.

NICE – National Institute for Health and Care Excellence (2014): Psychosis and schizophrenia in adults: Treatment and management. NICE clinical guideline 178. Online verfügbar: www.nice.org.uk/guidance/cg178/resources/guidance-psychosis-and-schizophrenia-in-adults-treatment-and-management-pdf (6.7.2015).

Overall, J. E.; Gorham, D. R. (1962): The Brief Psychiatric Rating Scale. Psychological Reports, 10 (3), 799–812.

Oxford Outcomes Ltd. (2004): The revised Schizophrenia Quality of Life Questionnaire (SQLS-R4). Users manual for the SQLS-R4. Oxford: Oxford Outcomes.

Pohl, G. (2014): Kindheit – aufs Spiel gesetzt. Vom Wert des Spielens für die Entwicklung des Kindes. Berlin, Heidelberg: Springer.

Radoschewski, M. (2000): Gesundheitsbezogene Lebensqualität – Konzepte und Maße. Bundesgesundheitsblatt – Gesundheitsforschung – Gesundheitsschutz, 43 (3), 165–189.

Read, J.; Hammersley, P.; Rudegeair, T. (2007): Why, when and how to ask about childhood abuse. Advances in Psychiatric Treatment, 13 (2), 101–110.

Read, J.; van Os, J.; Morrison, A. P.; Ross, C. A. (2005): Childhood trauma, psychosis and schizophrenia: A literature review with theoretical and clinical implications. Acta Psychiatrica Scandinavica, 112 (5), 330–350.

Rhodes, J.; Jakes, S. (2009): Narrative CBT for Psychosis. Hove: Routledge.

Romme, M. (2009): Important steps to recovery with voices. In: Romme, M.; Escher, S.; Dillon, J.; Corstens, D.; Morris, M. (Hg.): Living with voices. 50 stories of recovery. Ross-on-Wye: PCCS Books, S. 7–22.

ROMME, M. A.; ESCHER, A. D. (1989): Hearing voices. Schizophrenia Bulletin, 15 (2), 209–216.

ROMME, M. A.; HONIG, A.; NOORTHOORN, E. O.; ESCHER, A. D. (1992): Coping with hearing voices: An emancipatory approach. British Journal of Psychiatry, 161 (1), 99–103.

ROMME, M.; ESCHER, S. (2003): Stimmenhören akzeptieren. Berlin: Neunplus1-Verlag.

ROMME, M.; ESCHER, S. (2013): Stimmenhören verstehen. Der Leitfaden für die Arbeit mit Stimmenhörern. Köln: Psychiatrie Verlag.

ROMME, M.; ESCHER, S.; DILLON, J.; CORSTENS, D.; MORRIS, M. (Hg.) (2009): Living with voices. 50 stories of recovery. Ross-on-Wyed: PCCS Books.

RUNTE, I. (2015): Der Umgang mit Stimmen im »Offenen Dialog«. In: ESCHER, S.; ROMME, M.; RUNTE, I. (2015): Die Stimmen und ich. Köln: Psychiatrie Verlag.

SCHNACKENBERG, J. (2011): efc Workshop Teil I. Handout June 18. Training material for level I training in Experience Focussed Counselling. Hannover.

SCHNACKENBERG, J.; FLEMING, M.; MARTIN, C. (2016a): A randomised controlled pilot study of Experience Focussed Counselling with voice hearers. Psychosis: Psychological, Social and Integrative Approaches. Doi: 10.1080/17522439.2016.1185452 (Datum der elektronischen Veröffentlichung: 5. Juli 2016).

SCHNACKENBERG, J.; FLEMING, M.; MARTIN, C. (2016b): Experience Focussed Counselling with voice hearers as a recovery-focussed approach. A qualitative thematic enquiry. American Journal of Psychiatric Rehabilitation. Akzeptiert für einen Reviewprozess am 23. August 2016.

SCHNACKENBERG, J.; MARTIN, C. R. (2014): The need for Experience Focussed Counselling with voice hearers in training and practice: A review of the literature. Journal of Psychiatric and Mental Health Nursing, 21 (5), 391–402.

SCHREMS, B. (2013): Fallarbeit in der Pflege. Grundlagen, Formen und Anwendungsbereiche. Wien: Facultas.

SEEMAN, P. (2008): Dopamine D2(High) receptors moderately elevated by bifeprunox and aripiprazole. Synapse, 62 (12), 902–908.

SEEMAN, P. (2009): Schizophrenia model of elevated D2(High) receptors: Haloperidol reverses the amphetamine-induced elevation in dopamine D2(High). Schizophrenia Research, 109, 19–192.

SEEMAN, P.; WEINSHENKER, D.; QUIRION, R.; SRIVASTAVA, L. K.; BHARDWAJ, S. K.; GRANDY, D. K.; PREMONT, R. T.; SOTNIKOVA, T. D.; BOKSA, P.; EL-GHUNDI, M.; O'DOWD, B. F.; GEORGE, S. R.; PERREAULT, M. L.; MÄNNISTÖ, P. T.; ROBINSON, S.; PALMITER, R. D.; TALLERICO, T. (2005): Dopamine supersensitivity correlates with D2High states, implying many paths to psychosis. PNAS Proceedings of the National Academy of Sciences of the United States of America, 102 (9), 3513–3518.

SEIDL, E. (2012): Der Pflegeprozess vor 25 Jahren und heute. Kommentar zu unserem Beitrag in Pflege, 1988 (Heft 1 u. 2). Pflege, 25 (5), 384–385.

SEIKKULA, J.; ALAKARE, B.; AALTONEN, J. (2011): The Comprehensive Open-Dialogue Approach in Western Lapland: II. Long-term stability of acute psychosis outcomes in advanced community care. Psychosis: Psychological, Social and Integrative Approaches, 3 (3), 192–204.

SLADE, M.; AMERING, M.; FARKAS, M.; HAMILTON, B.; O'HAGAN, M.; PANTHER, G.; PERKINS, R.; SHEPHERD, G.; SAMSON, T.; WHITLEY, R. (2014): Uses and abuses of recovery: Implementing recovery-oriented practices in mental health systems. World Psychiatry, 13, 12–20.

SLADE, M.; LONGDEN, E. (2015): Empirical evidence about recovery and mental health. BioMed Central Psychiatry, 15.

SLADE, P. D.; BENTALL, R. P. (1988): Sensory deception. A scientific analysis of hallucination. London: Croom Helm.

SOHLER, N.; ADAMS, B. G.; BARNES, D. M.; COHEN, G. H.; PRINS, S. J.; SCHWARTZ, S. (2015): Weighing the evidence for harm from long-term treatment with antipsychotic medications: A systematic review. American Journal of Orthopsychiatry, Dec 14. Online verfügbar: http://psycnet.apa.org/?&fa=main.doiLanding&doi=10.1037/ort0000106 (30.12.2015).

STEEL C. (2017): Psychological Interventions for Working with Trauma and Distressing Voices: The future is in the Past. Frontiers in Psychology, 72035 (7), 1–3. Online verfügbar: http://centaur.reading.ac.uk/68496/8/fpsyg-07-02035.pdf (25.3.2017).

Stefan, H.; Allmer, F.; Schalek, K.; Eberl, J.; Hansmann, R.; Jedelski, E.; Pandzic, R.; Tomacek, D.; Vencour, M. C. (2013): POP. Praxisorientierte Pflegediagnostik. Pflegediagnosen, Ziele, Maßnahmen. Wien: Springer.

Stone, H.; Stone, S. (2000): Du bist viele. Das 100-fache Selbst und seine Entdeckung durch die Voice-Dialogue-Methode. 4. Auflage. München: Heyne.

Storch, M. (2009): Motto-Ziele, S.M.A.R.T.-Ziele und Motivation. In: Birgmeier, B. (Hg.): Coachingwissen: Denn sie wissen nicht, was sie tun? Wiesbaden: VS.

Thiel, V. (2001): Der Pflegeprozess – ein Instrument professioneller Pflege. Die Schwester/Der Pfleger, 40 (4), 338–342.

Thiersch, H.; Obert, K. (2015): Alltags- und lebensweltorientierte Theorie. Kerbe. Forum für Soziale Psychiatrie, 33 (2), 10–15.

Tien, A. Y. (1991): Distributions of hallucinations in the population. Social Psychiatry and Psychiatric Epidemiology. Vol. 26 (6), 287 –292.

Turner-Stokes, L. (2009): Goal attainment scaling (GAS) in rehabilitation: A practical guide. Clinical Rehabilitation, 23 (4), 362–370.

Van Os, J.; Linscott, R. J.; Myin-Germeys, I.; Delespaul, P.; Krabbendam, L. (2009): A systematic review and meta-analysis of the psychosis continuum: Evidence for a psychosis proneness-persistence-impairment model of psychotic disorder. Psychological Medicine, 39, 179–195.

Varese, F.; Smeets, F.; Drukker, M.; Lieverse, R.; Lataster, T.; Viechtbauer, W.; Read, J.; van Os, J.; Bentall, R. P. (2012): Childhood adversities increase the risk of psychosis: A meta-analysis of patient-control, prospective- and cross-sectional cohort studies. Schizophrenia Bulletin, 38 (4), 661–671.

Ventura, J.; Green, M.; Shaner, A.; Liberman, R. P. (1993): Training and quality assurance on the BPRS: »The drift busters«. International Journal of Methods in Psychiatric Research, 3, 221–226.

Warner, R. (2004): Recovery from schizophrenia: Psychiatry and political economy. London: Brunner-Routledge.

Watkins, J. (2008): Hearing Voices. A Common Human Experience. South Yarra: Michelle Anderson Pty Ltd.

WATZLAWICK, P. (Hg.) (1983): Die erfundene Wirklichkeit. Wie wissen wir, was wir zu wissen glauben? Beiträge zum Konstruktivismus. München: Piper.

WATZLAWICK, P.; BEAVIN, J. H.; JACKSON, D. D. (2011): Menschliche Kommunikation. Formen, Störungen, Paradoxien. Bern: Huber.

WEINMANN, S.; READ, J.; ADERHOLD, V. (2009): Influence of antipsychotics on mortality in schizophrenia: Systematic review. Schizophrenia Research, 113 (1), 1–11.

WHITAKER, R. (2004): The case against antipsychotic drugs: A 50-year record of doing more harm than good. Medical Hypotheses, 62 (1), 5–13. Online verfügbar: http://psychrights.org/Research/Digest/Chronicity/50yearecord.pdf (18.11.2013).

WHITAKER, R. (2009): Deinstitutionalisation and neuroleptics: The myth and reality. In: ALANEN, Y. O.; GONZÁLEZ DE CHÁVEZ, M.; SILVER, A-L. S.; MARTINDALE, B. (Hg.): Psychotherapeutic approaches to schizophrenic psychoses: Past, present and future. New York: Routledge.

WUNDERINK, L.; NIEBOER, R. M.; WIERSMA, D.; SYTEMA, S. (2013): Recovery in remitted first-episode psychosis at 7 years of follow-up of an early dose reduction/discontinuation or maintenance treatment strategy. Long-term follow-up of a 2-year randomised clinical trial. JAMA Psychiatry, 79 (9), 813–920.

WUNDERINK, L.; NIENHUS, F. J.; SYTEMA, S.; SLOOF, C. J.; KNEGTERING, R.; WIERSMA, D. (2007): Guided discontinuation versus maintenance treatment in remitted first-episode psychosis: Relapse rates and functional outcome. Journal of Clinical Psychiatry, 68 (5), 654–661.

WYKES, T.; STEEL, C.; EVERITT, B.; TARRIER, N. (2008): Cognitive behaviour therapy for schizophrenia: Effect sizes, clinical models, and methodological rigor. Schizophrenia Bulletin (Online), 34 (3), 523–537.

ZANDER, H. C. (2001): Als die Religion noch nicht langweilig war. Die Geschichte der Wüstenväter. Köln: Kiepenheuer & Witsch.

ZIGMOND, A. S.; SNAITH, R. P. (1983): The Hospital Anxiety and Depression Scale. Acta Psychiatrica Scandinavica, 67 (6), 361–370.

Webseiten

www.stimmenhoeren.de
Das in der Selbsthilfe verankerte Netzwerk Stimmenhören liefert Informationen zum Thema Stimmenhören sowie zu Selbsthilfe und Fortbildungen.

www.efc-institut.de
Die Webseite des von Joachim Schnackenberg und Senait Debesay in Zusammenarbeit mit Prof. Dr. Marius Romme und Dr. Sandra Escher gegründeten efc Instituts hat sich zum Ziel gesetzt, den EFC-Ansatz auch im deutschsprachigen Raum zu verbreiten. Es gibt Informationen und Angebote zu Fortbildungen, Supervision, Vorträgen, Forschung und mehr.

www.intervoiceonline.org
Intervoice ist die internationale Dachorganisation der insbesondere durch Marius Romme, Sandra Escher und recoverte Stimmenhörende inspirierten Stimmenhörbewegung. Hier engagieren sich recoverte und recovernde Stimmenhörerinnen und -hörer sowie interessierte Fachleute und Angehörige für die Umsetzung der Einsichten der Bewegung.
Die englischsprachige Webseite bietet Informationen zu Selbsthilfe, Literatur, Foren, Kongressen und vielem mehr. Es gibt Links zu nationalen Netzwerken von Stimmenhörenden und anderen relevanten Organisationen in der ganzen Welt.

www.stimmenhoeren.info
Monika Mikus ist Stimmenhörerin, Fortbilderin und Aktivistin aus Wien zum Thema Stimmenhören. Ihre Webseite enthält viele hilfreiche Links und Literatur.

www.workingtorecovery.co.uk
Die Webseite von Ron Coleman und Karen Taylor bietet Informationen zu Fortbildungen, Initiativen und innovativer Praxis zum Thema Stimmenhören und Recovery. Coleman und Taylor gelten als zentrale Figuren in der inspirierenden Ent- und Weiterentwicklung von Fortbildungen, Praxisansätzen und der Initiierung von Recoveryprojekten und Stimmennetzwerken im internationalen Raum.

www.hearing-voices.org
Die Webseite des englischen Hearing Voices Network setzt sich unter anderem ein für die Unterstützung und Vernetzung von Menschen, die Stimmen hören, und Interessierten.

www.rufusmay.com
Die Webseite von Rufus May, einem Psychologen mit Psychiatrieerfahrung und Aktiven in der englischen Stimmenhörbewegung hat neben vielem anderen gut verständliche Videos zum Thema Stimmenhören.

EFC-Fortbildungsangebote

Fortbildungen in der EFC-Arbeit werden im deutschsprachigen Raum insbesondere vom Netzwerk Stimmenhören (www.stimmenhoeren.de) und vom efc Institut (www.efc-institut.de) angeboten. Im Folgenden ist eine Auswahl an Organisationen aufgeführt, die eine vergangene oder weiterhin bestehende Zusammenarbeit mit dem efc Institut eingegangen sind. Weitere Einrichtungen, die Fortbildungen durch das Netzwerk Stimmenhören oder auch das efc Institut organisiert haben, können auch gerne über das Netzwerk und das efc Institut erfragt werden.
Bern → Der Leistungsauftrag der Universitären Psychiatrischen Dienste (UPD) umfasst die psychiatrische Grundversorgung von Kindern und Jugendlichen, Erwachsenen und älteren Menschen im Kanton Bern. Im Rahmen seiner recoveryorientierten Neuausrichtung bieten die UPD und das efc Institut regelmäßig interne Fortbildungen und Supervision zur EFC-Arbeit mit Stimmenhörenden an, die von Fachpersonen und Stimmenhörenden aus der ganzen Schweiz besucht werden. Kontakt: christian.burr@upd.ch
Graz → Gesellschaft zur Förderung seelischer Gesundheit (GFSG) ist ein Verein mit dem Bestreben, zeitgemäße Beratung und Therapie für Menschen mit psychischen Problemen anzubieten. In den Jahren 2015/16 wurde eine EFC-Grundausbildung mit Teilnehmerinnen von verschiedenen Organisationen aus der Steiermark organisiert. Kontakt: Kerstin Kinsky-Astner, E-Mail: kerstin.kinsky@gfsg.at
Herford → Die Klinke – Gemeindenahe Hilfen für Menschen mit psychischen Erkrankungen im Kreis Herford. Seit 2009 werden regelmäßig EFC-Fortbildungen in Zusammenarbeit mit dem efc Institut oder dem

Netzwerk Stimmenhören angeboten. Kontakt: Sylwia Furnari, E-Mail: S.Furnari@dieklinke-hf.de

Klingenmünster und Kaiserslautern → Das Pfalzklinikum versorgt als Dienstleister für seelische Gesundheit mit seinen psychiatrischen, neurologischen und gemeindepsychiatrischen Angeboten an seinen 14 Standorten große Teile der Pfalz. Die größten klinischen Standorte sind in Klingenmünster, Kaiserslautern und Rockenhausen. Das Pfalzklinikum beteiligt sich an der ambulanten ärztlichen und pflegerischen Versorgung, hält ein integratives Angebot mit der DAK vor (stattkrankenhaus) und hat im Jahre 2014 eine Präventionsinitiative unter dem Namen »Die Pfalz macht sich/dich stark – Wege zur Resilienz« gegründet (www.pfalzklinikum.de und www.resilienz-pfalz.de). 2013 führte das Pfalzklinikum außerdem eine interne EFC-Fortbildung zum Stimmenhören durch. Kontakt: Prof. Brigitte Anderl-Doliwa, E-mail: b.anderl-doliwa@pfalzklinikum.de

Kropp → Die St. Ansgar gGmbH und das psychiatrische Zentrum in Kropp in Schleswig-Holstein halten kurzzeitige und langfristige Angebote für Menschen mit psychiatrischen Schwierigkeiten vor. Sie haben sich als erste psychiatrische Einrichtung im deutschsprachigen Raum in Zusammenarbeit mit dem efc Institut aus Überzeugung dem Einsatz von erfahrungsfokussierter Beratung durch möglichst alle Mitarbeitende in ihren Einrichtungen verpflichtet und leisten somit Pionierarbeit in Deutschland. Kontakt: Joachim Schnackenberg, E-Mail: J.Schnackenberg@diakonie-kropp.de

Linz → EXIT-sozial – Verein für psychosoziale Dienste. Der Verein Exit-sozial hat die im deutschsprachigen Raum älteste Selbsthilfegruppe für Stimmenhörerinnen nach dem EFC-Ansatz. Der Verein bietet auch regelmäßig Fortbildungen und Tagungen zu diesem Thema an. Außerdem wird eine Beratung für Angehörige von Stimmenhörenden angeboten. Man kann sich auch telefonisch beraten lassen. Das Beratungstelefon ist jeden Mittwoch von 14 bis 16 Uhr besetzt (Tel. 0043699–171 884 80), E-mail: stimmen@exitsozial.at, Homepage: www.stimmenhören.at oder www.exitsozial.at

better care: Professionelle Pflege

Der Titel der Buchreihe ist Programm: »better care« deutet auf das Entwicklungspotenzial der pflegerischen Praxis hin. Psychiatrische Pflege findet zunehmend in einem höchst dynamischen Umfeld statt. Dies fordert von den einzelnen Protagonisten ein erhöhtes Maß an Flexibilität und Lernbereitschaft. Neben dem Umfeld ist auch die Wissensbasis der psychiatrischen Pflege einem enormen Wandel und Wachstum ausgesetzt.
Mit dieser Buchreihe möchten wir die psychiatrischen Pflegenden in ihrem Arbeitsalltag begleiten und unterstützen. Wir legen bei der Themensetzung der einzelnen Bände Wert darauf, sowohl Arbeitsbereiche in ihren Grundstrukturen dazustellen als den Umgang mit spezifischen psychischen Problemlagen vertieft zu behandeln. Wichtig sind uns der praktische Nutzen, die Aktualität der Methoden und die wissenschaftliche Basierung der Beiträge. Um dies sicherzustellen spielt bei der Wahl der einzelnen Autorinnen und Autoren neben der theoretischen Expertise das praktische Erfahrungswissen eine große Rolle.
Entlang des Pflegeprozesses werden Assessmentverfahren und pflegerische Interventionen vorgestellt, durch Fallbeispiele beleuchtet und mit Downloadmaterialien für den praktischen Alltag nutzbar gemacht.

Die Herausgeberin und die Herausgeber
Manuela Grieser, Michael Schulz und Gianfranco Zuaboni

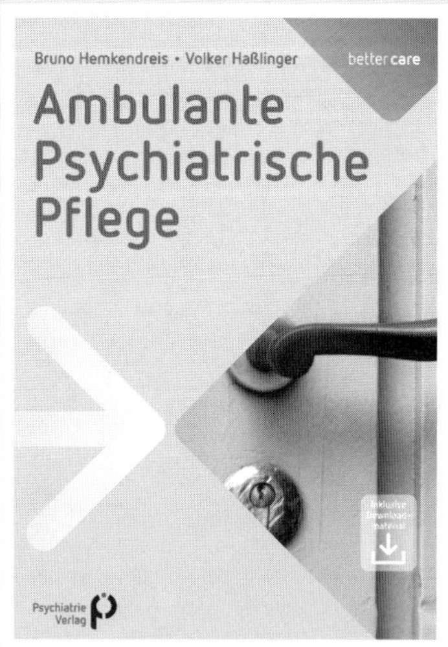

Bruno Hemkendreis, Volker Haßlinger

Ambulante Psychiatrische Pflege

1. Auflage 2014
141 Seiten + Downloadmaterial
ISBN Print 978-3-88414-579-1, 24,95 Euro
ISBN PDF 978-3-88414-860-0, 19,99 Euro

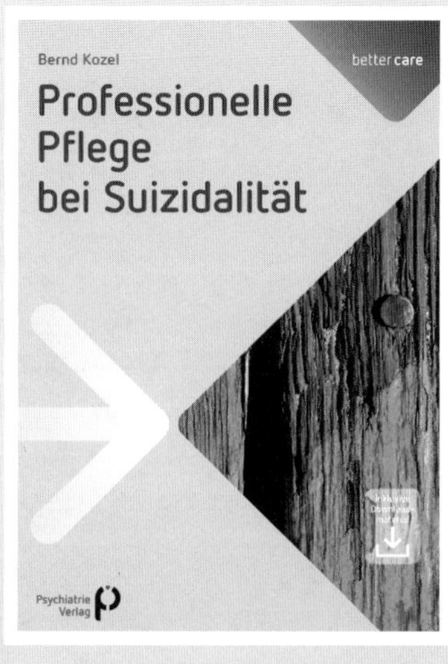

Bernd Kozel

Professionelle Pflege bei Suizidalität

1. Auflage 2015
141 Seiten + Downloadmaterial
ISBN Prin 978-3-88414-578-4, 24,95 Euro
ISBN (ebook) 978-3-88414-861-7 , 19,99 Euro